Thomas Feichtinger
Susana Niedan-Feichtinger

Schüßler-Salze kurz & bündig

- 600 Beschwerden sanft heilen
- Natürlich vorbeugen
- So helfen Sie sich selbst

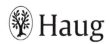

Bibliografische Information der Deutschen Bibliothek

Die Deutsche Bibliothek verzeichnet diese Publikation in der Deutschen Nationalbibliografie; detaillierte bibliografische Daten sind im Internet über http://dnb.ddb.de abrufbar

© 2001 Karl F. Haug Verlag in MVH Medizinverlage Heidelberg
© 2005 Karl F. Haug Verlag in MVS Medizinverlage Stuttgart GmbH & Co. KG, Oswald-Hesse-Straße 50, 70469 Stuttgart
www.haug-gesundheit.de

Das Werk ist urheberrechtlich geschützt. Nachdruck, Übersetzung, Entnahme von Abbildungen, Wiedergabe auf fotomechanischem oder ähnlichem Wege, Speicherung in DV-Systemen oder auf elektronischen Datenträgern sowie die Bereitstellung der Inhalte im Internet oder anderen Kommunikationsdiensten ist ohne vorherige schriftliche Genehmigung des Verlages auch bei nur auszugsweiser Verwertung strafbar.

Die Ratschläge und Empfehlungen dieses Buches wurden von Autor und Verlag nach bestem Wissen und Gewissen erarbeitet und sorgfältig geprüft. Dennoch kann eine Garantie nicht übernommen werden. Eine Haftung des Autors, des Verlages oder seiner Beauftragten für Personen-, Sach- oder Vermögensschäden ist ausgeschlossen.

Sofern in diesem Buch eingetragene Warenzeichen, Handelsnamen und Gebrauchsnamen verwendet werden, auch wenn diese nicht als solche gekennzeichnet sind, gelten die entsprechenden Schutzbestimmungen.

Lektorat: Dr. Elvira Weißmann-Orzlowski
Bearbeitung: Karl Quadt
Umschlagfoto: Friedhelm Volk
Umschlaggestaltung: CYCLUS · Visuelle Kommunikation, Stuttgart
Satz: Fotosatz H. Buck, Kumhausen
Druck und Verarbeitung: Druckhaus Beltz, Hemsbach

ISBN 3-8304-2206-7

Inhalt

Vorwort 5

Einführung 6

Wie Schüßler-Salze »erfunden« wurden 6
Wie Sie die Mineralstoffe anwenden 8
Zusammenwirken mit anderen Heilweisen 11
Reaktionen 12

Die 12 Mineralstoffe nach Dr. Schüßler 13

Nr. 1 – Calcium fluoratum 13
Nr. 2 – Calcium phosphoricum 13
Nr. 3 – Ferrum phosphoricum 14
Nr. 4 – Kalium chloratum 15
Nr. 5 – Kalium phosphoricum 16
Nr. 6 – Kalium sulfuricum 17
Nr. 7 – Magnesium phosphoricum 18
Nr. 8 – Natrium chloratum 19
Nr. 9 – Natrium phosphoricum 20
Nr. 10 – Natrium sulfuricum 21
Nr. 11 – Silicea 22
Nr. 12 – Calcium sulfuricum 23

12 Erweiterungsmittel 24

Äußere Anwendungen 28

Bäder und Waschungen 28
Auflegen von Mineralstoffen 28
Salben, Gele, Cremegele 28
Mineralstoffe als Salben, Gele und Cremegele 29
Biochemische Körperpflege 34

Inhalt

Innere Anwendungen von A–Z 36

Anhang 105

Literatur 105
Über die Autoren 106

Vorwort

Die Mineralstoffe nach Dr. Schüßler sind eine sehr einfache, aber außerordentlich wirksame alternative Naturheilweise. Durch die Herausgabe von zwölf Büchern hat der Haug Verlag die Lehre von den Schüßler-Mineralstoffen und ihre Anwendung den Lesern nahe gebracht. Allerdings gibt es im Leben manche Situation, in der ein umfangreiches Buch unpraktisch ist. So lag es nahe, zu guter Letzt eine kurze Zusammenfassung als praktische Handreichung zur Verfügung zu stellen. Sie soll in der Handtasche genauso ihren Platz haben wie in der Innentasche des Sakkos und findet auch in der fast überquellenden Aktentasche noch Platz.

Nach einer kurzen Einführung in die Heilweise, einer kurzen Beschreibung der Mineralstoffe nach Dr. Schüßler und ihrer Einnahme sowie Hinweisen auf die äußere Anwendung liegt der Schwerpunkt dieses Buches auf dem Anwendungsteil. Darin wird grundsätzlich darauf verzichtet, die biochemische Wirkung der einzelnen Mineralstoffe darzustellen. Es handelt sich um eine praktische Liste von Anwendungen mit einer Einnahmeempfehlung. Wer den Wunsch hat, auch die biochemischen Zusammenhänge zu verstehen, dem stehen die bereits erschienenen Bücher zur Verfügung, vor allem das *Handbuch der Biochemie nach Dr. Schüßler*.

So wünschen wir unserem Schnellratgeber, dass er Ihr unentbehrlicher Begleiter wird, auf Reisen, bei Freunden oder auch zu Hause, wenn Sie sich rasch einen Überblick über die benötigten Mineralstoffe verschaffen wollen.

Mag. pharm. Susana Niedan-Feichtinger
Thomas Feichtinger

Einführung

Wie Schüßler-Salze „erfunden" wurden

Dr. Wilhelm Schüßler, 1821 in Bad Zwischenahn bei Oldenburg geboren und in seiner Heimat heute noch liebevoll „der alte Schüßler" genannt, war homöopathischer Arzt. Durch seine Beobachtungen am kranken Menschen, seine Erfahrungen in der Homöopathie und die zu seiner Zeit hochaktuelle Erforschung der menschlichen Zelle war es ihm möglich, jene 12 Mineralstoffverbindungen zu finden, die für den Organismus für einen ungestörten Betrieb unverzichtbar sind. Dies sind die wesentlichen Zellnährstoffe, durch die es den Zellen möglich wird, ihre Aufgaben im jeweiligen Zellverband optimal zu erfüllen. Außerdem steuern sie durch ein gutes Schwingungsfeld den grobstofflichen Mineralstoffhaushalt.

Dr. Schüßler unterschied zwei Bereiche der Mineralstoffe, nämlich die Betriebsstoffe (Funktionsmittel) und die Baustoffe, die für den Aufbau des Körpers notwendig sind und über die Nahrung aufgenommen werden. Als Dr. Schüßler seine Heilweise entwickelte, waren die Lebensmittel noch nicht industriell verändert und ihr Wert voll erhalten. Wenn heutzutage durch eine problematische Ernährung Schäden auftreten, so müssen diese durch eine Ernährungsumstellung behoben werden. Die Mineralstoffe nach Dr. Schüßler sind für Betriebsstörungen zuständig, die durch einen Mangel an Betriebsstoffen entstehen! Solche Störungen werden durch das Auffüllen der Speicher der entsprechenden Mineralstoffe rückgängig gemacht.

Zwei Männer der Wissenschaft hatten Dr. Schüßler auf seinen Forscherpfaden den Weg gewiesen. Der erste war der berühmte Zellularpathologe Virchow, der den Satz aufstellte: **„Die Krankheit des Körpers ist gleich der Krankheit der Zelle."** Der zweite für Dr. Schüßler entscheidende Satz wurde

Qualität der Mineralstoffe

von Moleschott vertreten. Er heißt: „**Die Krankheit der Zelle entsteht durch Verlust an anorganischen Salzen (Mineralstoffen).**" Diesen beiden Lehrsätzen fügte Schüßler als Schlussfolgerung hinzu: „**Dann muss die Gesundheit der Zelle und damit des Körpers entstehen durch Deckung des Verlustes.**" und „**Um Schaden zu verhüten und um die Mittel aufnahmefähig für die Zelle zu machen, müssen dieselben potenziert (verdünnt) werden.**"

Als Arzt wusste Schüßler, dass die Mineralstoffe, wenn sie pur gegeben werden, für den Organismus eine Belastung darstellen können. Das wissen wir auch zum Beispiel von den handelsüblichen Calcium-, Magnesium- oder Eisenpräparaten. Diese dürfen nicht zu lange genommen werden, denn sonst könnte der Körper überfordert werden, sodass unerwünschte Nebenwirkungen auftreten.

Schüßler ließ die Mineralstoffe so stark verdünnen, dass sie auch durch die winzigen Öffnungen der Zellwand hindurchdringen können. Dadurch ist es auch nicht möglich, zu viel von diesen Mineralstoffen zu sich zu nehmen. Immer wieder wird nämlich genau das behauptet. Dazu ein Vergleich: In einer Literflasche Mineralwasser sind durchschnittlich etwa 1000 mg gelöste Mineralstoffe. Wenn jemand so viele Mineralstoffe durch Schüßler-Mineralien zu sich nehmen wollte, müsste er eine Tonne (1000 kg) Mineralstoffe nach Dr. Schüßler lutschen. Da eine Pastille 0,25 g wiegt, wären das 4.000.000 Stück! Damit wird deutlich, welche Verdünnung durch die Potenzierung erreicht wird. Darin liegt auch die Wirksamkeit der Schüßler-Mineralstoffe. Es kommt nämlich nicht auf die Quantität (Menge der Mineralstoffe) an, sondern auf ihre Qualität, das heißt, dass sie als einzelne Moleküle in der Trägersubstanz (Milchzucker) vorhanden sind.

Die Mineralstoffmoleküle können, weil sie im Milchzucker als vereinzelte Moleküle vorliegen, vom Organismus unmittelbar eingebaut beziehungsweise für seinen Betrieb verwendet werden. Der Organismus muss keine aufwendigen chemi-

Einführung

schen Zerlegungen und Verknüpfungen leisten, damit er an die oft dringend benötigten Mineralstoffkombinationen herankommt.

Wie Sie die Mineralstoffe anwenden

Bitte beachten Sie, dass Mineralstoffe nach Dr. Schüßler homöopathisch zubereitete Arzneimittel von hoher Qualität sind. Es sind potenzierte Mineralstoffe, die dem Körper wegen eines Mangels an Betriebsstoffen zugeführt werden.

Die Qualität der Mineralstoffe nach Dr. Schüßler ist je nach Hersteller verschieden. Achten Sie auch auf die Zusatzstoffe, die sich belastend auswirken können. Die Autoren bevorzugen die Mineralstoffe der Firma Pflüger, denn diese sind frei von Weizenstärke und Magnesiumstearat. Die Mineralstoffprodukte der Adler Pharma (Adresse siehe Anhang) zur äußeren Anwendung werden ohne Paraffin, Vaseline und Parabene hergestellt und kommen ohne Tierversuche in den Handel. Sie bekommen die Produkte in Ihrer Apotheke.

▶ Am besten werden die Mineralstoffe einzeln gelutscht oder im Mund zergehen gelassen. Es können auch mehrere Pastillen auf einmal in den Mund genommen werden. Je dringender der Körper die Mineralstoffe benötigt, umso schneller zergehen sie oder umso süßer schmecken sie. Es kann auch beides zugleich auftreten. Wenn jedoch die einzelnen Mineralstoffe verglichen werden, müssen sie vom gleichen Hersteller sein.

▶ Die Mineralstoffe können auch in Wasser aufgelöst werden, das dann schluckweise getrunken wird. Jeder Schluck wird möglichst lange im Mund behalten. Die Wirkstoffe werden über die Mund- und Rachenschleimhäute aufgenommen. Gelangen sie in den Magen, werden sie durch die Säure verändert. Die Mineralstoffe dürfen nicht mit Metallgegenständen

Einnahme

in Berührung kommen! Also nicht mit einem Metalllöffel umrühren!

▶ Für Diabetiker ist es am besten, die Mineralstoffe aufzulösen. 48 Tabletten entsprechen einer Broteinheit. Zuerst wird kaltes Wasser in ein Glas gegeben und dann vorsichtig die Tabletten hineingeleert. Nicht umrühren! Der Milchzucker setzt sich am Boden ab. Trotzdem gelangt Lactose in die Lösung, was aber nur in extremen Fällen von Bedeutung ist beziehungsweise eingerechnet werden sollte.

▶ Die Mineralstoffe nach Dr. Schüßler können schon ab dem Säuglingsalter verabreicht werden. Dafür werden die Mineralstoffe aufgelöst und der Brei in den Mund des Säuglings oder ins Fläschchen gegeben. Bei Letzterem wird allerdings die Wirkung abgeschwächt.

▶ Die Mineralstoffe können nach der Organuhr, dem Biorhythmus, den Mondphasen oder anderen Richtlinien eingenommen werden, was aber nur in speziellen Fällen notwendig ist. Ansonsten wird dadurch die Einnahme nur unnötig verkompliziert.

Dosierung

▶ Es gibt grundsätzlich keine richtige oder falsche Dosierung und auch keine richtige oder falsche Einnahmeart. Jeder sollte im Laufe der Zeit die ihm entsprechende Dosierung wie auch die Art, wie er die Mineralstoffe einnimmt, selbst herausfinden.

▶ Zu empfehlen ist, bei akuten Krankheiten alle 3 bis 5 Minuten eine Pastille im Mund zergehen zu lassen, bei chronischen Erkrankungen 7 bis 10 Stück am Tag und in allen übrigen Fällen alle zwei Stunden eine Pastille.

▶ Wenn aufgrund einer Antlitzanalyse oder einer anderen Bedarfsfeststellung eine bestimmte Menge Mineralstoffe festge-

Einführung

legt wurde, kann am Anfang ein starkes Bedürfnis bis hin zu suchtähnlichen Zuständen nach den Mineralstoffen auftreten. Dann kann die Dosis erhöht werden, denn abhängig machen die Mineralstoffe nicht. Das erste starke Bedürfnis zeigt nur, wie stark der Mangel war. Nach einer gewissen Zeit verliert sich das, da bei der Einnahme auch die Speicher aufgefüllt werden.

▶ Es kann aber auch passieren, dass ein gewisser Widerstand vorhanden ist. Dann sollten weniger Mineralstoffe genommen werden. Man sollte immer seinem Gefühl vertrauen und die Einnahme nicht entsprechend der empfohlenen Menge „durchziehen". Das Gefühl der Ablehnung zeigt, dass etwas nicht mehr stimmt:

1. Die Menge ist zu hoch und muss reduziert werden (um ein Drittel, auf die Hälfte oder noch mehr).
2. Die Zusammenstellung der Mineralstoffe stimmt nicht mehr. Eine neue Antlitzanalyse oder eine andere Bedarfserstellung ist notwendig.
3. Eine Pause bei der Einnahme ist notwendig, wenn die Ablehnung sehr groß ist.

Dauer der Einnahme

▶ Eine Frage, der wir noch kurz nachgehen wollen, ist die Dauer der Einnahme. Zuerst werden die Mineralstoffe so lange eingenommen, bis die Symptome verschwinden. Doch das allein genügt nicht! Die Beschwerden und Krankheiten, die mit den Mineralstoffen nach Dr. Schüßler beeinflusst werden können, entstehen durch einen Mangel an diesen Stoffen. Wenn durch die Einnahme das Verschwinden der Symptome erreicht wurde, sind die Speicher im Körper noch lange nicht ausreichend aufgefüllt. Bei der geringsten Belastung treten dann wieder Krankheiten auf. Es heißt dann, dass die Mineralstoffe auch nicht viel geholfen hätten, denn sonst wäre man nicht wieder so schnell krank geworden. In Wirklichkeit wurden sie nur viel zu kurze Zeit genommen.

▶ Nach dem Verschwinden der Symptome geht es um das Auffüllen der körpereigenen Speicher. Diese sind der Puffer bei besonderen Belastungen. Treten solche auf, kann der Körper auf die Speicher zurückgreifen. Zwar geht dies an die Substanz, wie wir sagen, aber das ist eben die Aufgabe des Speichers. Und eine auch nur annähernd gute Gesundheitsvorsorge muss sich um den Aufbau der Substanz, der Widerstandskraft, also um das Auffüllen der Mineralstoffspeicher im Körper kümmern. Dies kann Wochen, Monate, aber auch Jahre dauern.

▶ Wer ständig viel leisten muss, also einen großen Verschleiß an Betriebsstoffen erleidet, sollte immer die Mineralstoffe nehmen, damit der Körper nicht auf die Reserven (Mineralstoffspeicher) zurückgreifen muss.

▶ Wer nicht den laufenden Bedarf deckt, schafft Hypotheken für die Zukunft. Diese Schulden müssen irgendwann einmal eingelöst werden, indem sie entweder zu einer akuten Krankheit führen, die den Menschen zwingt, sich auszuruhen, oder sogar zu einem chronischen Leiden, das nicht mehr so leicht zu beheben ist.

Zusammenwirken mit anderen Heilweisen

Da die Mineralstoffe dem Organismus fehlende Betriebsstoffe zuführen, können sie selbstverständlich neben allen Medikamenten, auch homöopathischen oder Blütenessenzen nach Dr. Bach, genommen werden. Sie behindern die Behandlung in keinster Weise, ja sie unterstützen und fördern sie sogar. Wenn der Mensch ein homöopathisches Mittel verabreicht bekommt, so möchte der Organismus entsprechend darauf reagieren. Um das zu können, müssen ihm genügend Mineralstoffe als die dafür notwendigen Betriebsstoffe zur Verfügung stehen. So können diese beiden Heilweisen einander nicht nur fördern, sondern in ihrer Wirkung sogar vervielfachen.

Es können grundsätzlich alle Mineralstoffe miteinander gemischt und zusammen eingenommen werden.

Die richtige Potenzierung

Nach den Empfehlungen Dr. Schüßlers haben sich folgende Potenzierungen bewährt: Die Nummern 1, 3 und 11 sind in D 12, alle anderen in D 6. Die Erweiterungsmittel werden ausschließlich in D 12 eingesetzt. Die Anwendung erfolgt wegen der leichten Dosierungsmöglichkeit in Tablettenform.

Reaktionen

Wenn zu Beginn der Einnahme der Mineralstoffe nach Dr. Schüßler alte Leiden wieder zum Vorschein kommen, wenn alte Schmerzen wieder wach werden oder wenn Sie den Eindruck haben, Ihr Gesundheitszustand würde sich verschlechtern, dann erschrecken Sie bitte nicht.

▶ Das sind alles Zeichen dafür, dass der Organismus mit den ihm zur Verfügung gestellten Betriebsstoffen zu arbeiten beginnt. Dabei werden auch Altlasten aufgearbeitet, was sehr wichtig ist.

▶ Eine häufige Reaktion besteht in einer ganz leicht erhöhten Temperatur. Dann sollte die Einnahme von Nr. 3 – Ferrum phosphoricum erhöht werden.

▶ Auch ein Schnupfen in Verbindung mit einem Mangel an Nr. 8 – Natrium chloratum und ein schleimiger Husten, der auf einen Mangel an Nr. 4 – Kalium chloratum hinweist, können auftreten.

Die 12 Mineralstoffe nach Dr. Schüßler

Nr. 1 – Calcium fluoratum

Biochemischer Zusammenhang

Dieser Mineralstoff ist für die Elastizität zuständig, wenn sich etwas dehnen und wieder zusammenziehen muss, zum Beispiel Adern, Bänder und Sehnen. Er bildet die schützenden Hüllen, die harte Oberfläche der Knochen, den Zahnschmelz und die Oberfläche der Haut (Epidermis). Außerdem bindet dieser Mineralstoff den Hornstoff, das Keratin. Bei einem Mangel tritt der Hornstoff an die Oberfläche und bildet Schwielen oder Hornhäute.

Betriebsstörung, Krankheit

Verhärtete Sehnen (z.B. eingezogene Finger), durchsichtige Zahnspitzen, Schwielen, Schrunden, Hornstoffaustritt (besonders an den Fersen), Hornhaut, Risse auf Händen und Lippen, Fischschuppen (weiße, kleine, harte Schuppen auf der Hautoberfläche), Überbeine, Plattfüße, Senkfüße, Krampfadern, Hämorrhoiden, Karies, übermäßig biegsame oder splitternde Fingernägel, einknickende Knöchel, Bänderdehnung (Schlottergelenke), lockere Zähne, Organsenkungen (z.B. Gebärmuttersenkung).

Nr. 2 – Calcium phosphoricum

Biochemischer Zusammenhang

Dieser Mineralstoff bindet das Eiweiß für den organischen Aufbau. Bei einem Mangel wird das Eiweiß nicht verarbeitet, sondern die Eiweißflocken im Körper angeschwemmt. Dadurch kann es zu einer starken Gewichtszunahme kommen

(Dickleibigkeit, ohne fett zu sein). Calcium phosphoricum ist das wichtigste Knochenaufbaumittel, für den Blut- sowie den Zellaufbau zuständig und der Betriebsstoff für die willkürlichen Muskeln.

Anmerkung: Besteht ein besonderes Bedürfnis nach Geräuchertem, Ketchup oder Senf, dann ist der Mangel an diesem Mineralstoff besonders groß.

 Betriebsstörung, Krankheit

Eiweißallergie, Milchallergie (die Reduktion der Zufuhr von tierischem Eiweiß ist bei allen Allergien wichtig), Blutarmut, Aufbaumittel nach schweren Krankheiten, Schlafstörungen, Muskelkrämpfe, Taubheitskribbeln, Wetterempfindlichkeit, sehr schneller Schweißausbruch, bellender Husten (vor allem bei Kindern), zu schneller Pulsschlag, Nervosität, Verspannungen im Rücken (vor allem im Nacken oder im Bereich der Lendenwirbelsäule), Überanstrengungskopfschmerz, Osteoporose.

Nr. 3 – Ferrum phosphoricum

Biochemischer Zusammenhang

Eisen ist nicht nur für Sauerstoff das „Transportschiff", sondern es unterstützt den Transport aller im Körper transportierter Mittel überhaupt. Wenn durch besondere Beanspruchungen, wie Kälte, sehr viel Eisen aus den Speichern verbraucht wird, steht von diesem Mineralstoff nicht mehr viel zur Verfügung. Kommt es jetzt zu zusätzlichen Belastungen, muss der Organismus zu einer Notmaßnahme greifen. Er erhöht die Betriebstemperatur, was für uns Fieber bedeutet. Bei einer Gabe von Ferrum phosphoricum wird also nicht das Fieber bekämpft, sondern dem Organismus der dringend benötigte Mineralstoff zugeführt, wodurch die Temperaturerhöhung überflüssig wird. Damit ist Ferrum phosphoricum das Mittel für das erste Stadium einer Krankheit.

Anmerkung: Alle Stoffe, die den Stoffwechsel ankurbeln, wie Kaffee, schwarzer Tee oder das Theobromin im Kakao, erhöhen den Verbrauch an Ferrum phosphoricum erheblich.

Betriebsstörung, Krankheit

Ferrum phosphoricum ist das Mittel für die erste Hilfe! Es ist auch anzuwenden bei Verletzungen und vor allem bei Schmerzen (pulsierend, klopfend, pochend, mit Hitze einhergehend, bei Bewegung stärker werdend). Beginnende entzündliche Prozesse und frische Wunden, aber auch infektiöse Kinderkrankheiten im Anfangsstadium werden günstig beeinflusst. Vorbeugend genommen stärkt der Mineralstoff die Widerstandskraft des Körpers. Eisenmangel tritt auch häufig während der Menstruation auf.

Entzündungen, leichtes Fieber (bis 38,8 °C), Angina, alle infektiösen Krankheiten im Anfangsstadium, Ohrenschmerzen, Mittelohrentzündung, Rauschen im Ohr, pulsierendes Pochen (Kopfschmerzen), mangelnde Konzentrationsfähigkeit, Sonnenunverträglichkeit, Durchfall, Verstopfung.

Nr. 4 – Kalium chloratum

Biochemischer Zusammenhang

Kalium chloratum bildet den Faserstoff, indem die Eiweißbausteine, die durch Nr. 2 – Calcium phosphoricum gebildet wurden, zu Fasern zusammengefügt werden. Es ist ein bedeutender Betriebsstoff für die Drüsen im Körper, bindet chemische Gifte und ist das Mittel für das zweite Stadium einer Krankheit, wenn die Gefahr besteht, dass sie sich im Körper festsetzt. Kalium chloratum fördert auch das Stillen.

Anmerkung: Alle Einflüsse, die den Betrieb der Drüsen beeinflussen, wie elektromagnetische Felder, Milch oder Kakao, belasten den Haushalt dieses Mineralstoffes.

Betriebsstörung, Krankheit

Blutverdickung, Schwerhörigkeit, Neigung zu Übergewicht, Drüsenschwellungen, schleimiger Husten, Bronchitis, weißer Zungenbelag, weiche Schwellungen, weißer Schleim, Fäden ziehender Speichel, Couperose, Besenreiser.

Nr. 5 – Kalium phosphoricum

Biochemischer Zusammenhang

Dieser Mineralstoff ist für den Körper „das" Antiseptikum. Um eindringende Krankheitskeime oder andere Fremdstoffe zu beseitigen, braucht der Organismus Moleküle von Nr. 5. Wurden sie durch sehr große Beanspruchung verbraucht, muss Gewebe zerlegt werden. Das geschieht bei sehr hoher Temperatur, damit dann auch der Transport schnell vonstatten geht. Wenn bei solchen Vorgängen Kalium phosphoricum gegeben wird, wird nicht das hohe Fieber bekämpft, sondern dessen Notwendigkeit aufgehoben. Kalium phosphoricum bindet im Körper das Lezithin und ist damit für die Energie zuständig. Der Mineralstoff kommt in allen Gehirn- und Nervenzellen, im Blut und in den Muskeln vor.

Anmerkung: Vor oder nach jeder starken Beanspruchung oder Belastung, vor allem bei Schwangerschaft, sollte Kalium phosphoricum reichlich eingenommen werden.

Betriebsstörung, Krankheit

Kalium phosphoricum bringt als „Universalmittel" bei allen seelischen und körperlichen Erschöpfungszuständen die Energie zurück.

Platzangst, Lähmungserscheinungen, Muskelschwund, schlechte Nerven, Mundgeruch (der nicht vom Zähneputzen verschwindet), Zahnfleischschwund, Zahnfleischbluten, ständiges Hungergefühl, hohes Fieber (über 38,5 °C).

Nr. 6 – Kalium sulfuricum

Biochemischer Zusammenhang

Kalium sulfuricum ist zuständig für die Sauerstoffübermittlung in die Zelle, es ist der Betriebsstoff der Bauchspeicheldrüse, wichtig für die Langerhansschen Inseln zur Insulinproduktion und für die Pigmentierung der Haut. Es ist das Mittel für das dritte Stadium einer Krankheit, wenn sie chronisch ist. Dieser Mineralstoff leitet die Schlacken aus dem Körper. Er wird deshalb überall dort eingesetzt, wo der Stoffwechsel behindert oder träge geworden ist, besonders bei „hartnäckigen" Fällen.

Während Nr. 3 für den Sauerstofftransport im Blut bis zur Zelle zuständig ist, bringt Nr. 6 den Sauerstoff in die Zelle. Ist von diesem Mineralstoff wenig vorhanden, entsteht ein übergroßer Bedarf an frischer Luft. Ein Mensch, der an einem solchen Mangel leidet, meidet Situationen, in denen unter Umständen wenig „Luft" zur Verfügung steht, wie Menschenansammlungen oder kleine Räume.

Anmerkung: Alle Verbrennungsstoffe, wie sie etwa beim Rauchen oder beim Genuss von Geräuchertem oder Kaffee in den Körper gelangen, benötigen zu ihrer Verarbeitung und Ausscheidung besonders viel Kalium sulfuricum.

Die 12 Mineralstoffe nach Dr. Schüßler

Betriebsstörung, Krankheit

Lufthunger, Klaustrophobie (Angst vor engen Räumen wegen „Luft"mangels. Angst vor engen Räumen kann auch aus Angst vor Umklammerung auftreten, wobei Nr. 2 Hilfe bietet), Schuppen auf der Haut auf klebrigem gelblichem bis bräunlich-gelblichem Grund, Hautkrankheiten, Unverträglichkeit von Feuchtigkeit, Asthma, Pigmentflecken, Muttermale, Muskelkater, Schuppenflechte, Neurodermitis, Darmpilz, Völlegefühl nach dem Essen, Übelkeit durch Aufregung, Bauchspeicheldrüsenprobleme.

Nr. 7 – Magnesium phosphoricum

Biochemischer Zusammenhang

Nr. 7 ist das Betriebsmittel für die unwillkürliche Muskeltätigkeit und deshalb zuständig für die Tätigkeit der Drüsen, der Nerven, der peristaltischen Bewegungen des Darmes, das rhythmische Zusammenziehen der Herzmuskulatur und für die Tätigkeit der Gebärmutter während des Geburtsvorganges. Bei allen plötzlich auftretenden, einschießenden, bohrenden und krampfartigen Schmerzen ist Nr. 7 angezeigt. Magnesium steuert auch das vegetative Nervensystem.

Anmerkung: Starke elektromagnetische Belastungen (Elektrosmog) verbrauchen sehr viel von diesem Mineralstoff. Schokoladenhunger ist ein besonderes Kennzeichen für einen Mangel an Magnesium phosphoricum.

Für Muskelkrämpfe ist im Allgemeinen nicht Magnesium phosphoricum zuständig, sondern Calcium phosphoricum. In der Form der heißen Sieben kann aber mit Nr. 7 eine Erleichterung bewirkt werden. Der zugrunde liegende Mangel wird dabei allerdings nicht behoben.

Betriebsstörung, Krankheit

Lampenfieber, Schokoladenhunger, Krampfmittel bei unwillkürlichen Verkrampfungen (Bauchschmerzen, Koliken, Regelkrämpfe, Angina pectoris, Migräne im Anfangsstadium), Juckreiz, blitzartige Schmerzen, Kloßgefühl im Hals (Globusgefühl), Schlafstörungen, Blähungen.

Die heiße Sieben

Magnesium phosphoricum ist der einzige Mineralstoff, der in bestimmten Fällen eine besondere Einnahmeform verlangt. Dabei werden 7 bis 10 Tabletten in heißem Wasser, das kurze Zeit gekocht hat, aufgelöst und diese Lösung so heiß wie möglich schlückchenweise eingenommen. Daher die Bezeichnung „heiße Sieben". „Schlückchenweise" bedeutet, möglichst kleine Flüssigkeitsmengen in den Mund zu nehmen und so lange wie möglich dort zu behalten, damit die Mineralstoffe über die Mundschleimhäute resorbiert werden können.

Magnesium phosphoricum wirkt als heiße Sieben besonders schnell, vor allem bei kolikartigen oder krampfartigen Schmerzen.

Nr. 8 – Natrium chloratum

Biochemischer Zusammenhang

Natrium chloratum reguliert den Flüssigkeits- und Wärmehaushalt, bindet Schleim (Mucin), bildet somit alle Schleimhäute und besorgt den Stoffwechsel aller Körperteile, die nicht durchblutet werden (Sehnen, Bänder, Knorpel, Bandscheiben, Augen).

Anmerkung: Zeichen für einen Mangel sind ein übertriebener Kochsalzgenuss oder, wenn mehr getrunken wird, als der Körper Durst meldet. Der Mangel wird verstärkt durch al-

Die 12 Mineralstoffe nach Dr. Schüßler

le Getränke, die der Körper verdünnen muss (Kaffee, Kakao, Limonaden, Bier, Wein).

 Betriebsstörung, Krankheit

Fließschnupfen (wässrig), Hauptmittel bei Heuschnupfen, Nebenhöhlenprobleme, Kälteempfindlichkeit, Empfindlichkeit gegen Luftzug, Bandscheibenschäden, Knorpelschäden, Brandverletzungen, Schuppen auf dem Kopf, kalte Hände und Füße, Blasen- und Nierenentzündung, Heißhunger auf salzige und stark gewürzte Speisen, Gelenkgeräusche, viel oder wenig Durst, Schweißregulierung, trockene Haut, salzig scharfe, brennende Absonderungen, tränende oder trockene Augen, trockene Schleimhäute, Schlundbrennen (Brennen in der Speiseröhre), Geruchs- und Geschmacksverlust, Bluthochdruck, Ödeme, „Wasserbauch" (österr.: Schlabberbauch), weil zu viel getrunken wurde.

Nr. 9 – Natrium phosphoricum

Biochemischer Zusammenhang

Natrium phosphoricum reguliert den Säure- und den Fetthaushalt und baut Zucker ab. Dieser Mineralstoff neutralisiert Säure, was für den Organismus ein unumgänglich notwendiger Vorgang ist. Entsteht im Körper zu viel Säure, muss der Vorrat an diesem Mineralstoff fast vollständig für die Neutralisation verwendet werden. Dadurch bleibt der zweite wichtige Bereich auf der Strecke, die Versorgung und Betreuung des Fettstoffhaushaltes.

Der Organismus scheidet Fett, das er durch einen Mangel an Nr. 9 nicht mehr verarbeiten kann, über die Haut aus. Da dies zu Beginn vor allem das eher minderwertige Fett betrifft, verstopft es beim Austritt aus der Haut die ausscheidenden Talgdrüsen und lässt Mitesser entstehen. Wenn die Ausscheidung von Fett über die Haut lange andauert, entsteht eine sehr fettarme Haut, die jedoch nicht mit einer trockenen Haut (Mangel an Nr. 8) verwechselt werden darf.

Anmerkung: Einen überaus großen Einfluss auf den Säurehaushalt des Körpers hat die Ernährung! Versäuernd wirken alle Süßigkeiten, Mehlspeisen und gezuckerte Limonaden, nach denen aber bei einem Mangel an diesem Mineralstoff ein großes Bedürfnis besteht!

Betriebsstörung, Krankheit

Sodbrennen (Brennen im Magen), saures Aufstoßen, Gastritis, Fettsucht, Rheuma, Talgprobleme, Mitesser, Akne, geschwollene Lymphknoten, fette oder trockene (fettarme) Haare oder Haut, chronische Mattigkeit oder Müdigkeit, Heißhunger, Hunger nach Süßigkeiten und Mehlspeisen, sauer riechende Absonderungen (Schweiß, Harn), wunder Babypopo (Windeldermatitis), Orangenhaut, Gelenkschmerzen, Steinbildung.

Nr. 10 – Natrium sulfuricum

Biochemischer Zusammenhang

Im Gegensatz zu Nr. 8 (Kochsalz), das die Körperzellen im richtigen Maß mit Wasser versorgt und die Gifte ausscheidbar macht, transportiert Nr. 10 überschüssiges Wasser aus dem Körper ab. Damit ist es das Mittel für die Körperentschlackung und die Ausscheidung von Belastungsstoffen. Es ist auch ein wichtiges Unterstützungsmittel für Leber und Galle. Es reguliert außerdem den Zuckerhaushalt.

Schlacken oder Giftstoffe, die der Organismus nicht bearbeiten kann, werden an Wassermoleküle gebunden, damit die Giftstoffmoleküle ihre Schädlichkeit verlieren. Allerdings kommt es dadurch zu geschwollenen Beinen, manchmal auch Fingern und Händen. Steht dem Organismus durch eine intensive Einnahme des Mineralstoffes Nr. 10 das Entschlackungssalz wieder zur Verfügung, kann er die Schlackenstoffe in der Leber unschädlich machen, also chemisch abbauen. Dann kann die Flüssigkeit, die zur Bindung der belastenden Stoffe notwendig war, wieder ausgeschieden werden.

Betriebsstörung, Krankheit

Verschlackung (stinkende Winde), Durchfall, zerschlagenes Gefühl in den Gliedern (beginnende Grippe), verschwollene Augen, geschwollene Tränensäcke, Vergiftungskopfschmerz (Kater), Reißen und Ziehen in den Gelenken, Zusatzmittel bei Gicht, Rheuma, Schuppenflechte, Neurodermitis, hohe Zuckerwerte, geschwollene Beine, Regulation der Fließfähigkeit des Blutes, Druck im Ohr, offene Beine (Unterschenkelgeschwüre), Juckreiz, juckende Ekzeme, Urticaria, Fieberblasen (Herpes-Cremegel!), Warzen, Muttermal.

Nr. 11 – Silicea

Biochemischer Zusammenhang

In sämtlichen Zellen des menschlichen Körpers finden sich hohe Anteile an Kieselsäure. Sie ist hauptverantwortlich für den Aufbau und die Brüchigkeit des Bindegewebes. Die Haut ist eines der wichtigsten Ausscheidungsorgane des Körpers und daher ein zuverlässiger Spiegel unseres Gesundheitszustandes. Silicea reguliert die Leitfähigkeit der Nervenbahnen.

Betriebsstörung, Krankheit

Bindegewebsschwäche, Licht- und Geräuschempfindlichkeit, zuckende Lider oder Mundwinkel, gespaltene Haarspitzen, brüchige oder sich in Schichten auflösende Nägel,

Ischiasschmerzen, Rheuma, stinkender Schweiß (Fußschweiß), Dehnungsstreifen, Schwangerschaftsrisse, Neigung zu blauen Flecken (Brüchigkeit der Aderwände), Ohrgeräusche, Leistenbruch (manchmal ist eine Operation notwendig!).

Nr. 12 – Calcium sulfuricum

Biochemischer Zusammenhang

Dieser Mineralstoff, der hauptsächlich in Leber, Galle und den Muskeln vorkommt, wirkt schleimlösend und ausscheidungsfördernd. Er ist der Betriebsstoff für die Durchlässigkeit des Bindegewebes und damit zuständig für alle Probleme, bei denen Abflussschwierigkeiten auftreten (innere Ergüsse, Eiter). Außerdem ist er für den abbauenden Eiweißstoffwechsel zuständig.

Betriebsstörung, Krankheit

Alle offenen Eiterungen (eitrige Mandel- und Halsentzündung, eitrige Mittelohrentzündung, Abszess, Eiterfistel), chronische Eiterungen, Stockschnupfen, chronische Bronchitis, Zahnfleischentzündung, Rheuma, Gicht, aufgetriebene Entzündungen an Knochen oder Knorpel.

12 Erweiterungsmittel

Nr. 13 – Kalium arsenicosum

Kalium arsenicosum hat Einfluss auf die Umwandlungsprozesse im Körper, da es verschiedene Vorgänge verlangsamt. Es ist ein Zellreizmittel und wirkt gegen Bakterien. Es wird bei schwer zu beeinflussenden Hautleiden und chronischen Hauterkrankungen mit heftigem Juckreiz verwendet. Kalium arsenicosum hat sich außerdem bewährt bei Magen- und Darmentzündungen, Magen- und Darmblutungen und wässrigen Durchfällen. Es kann auch bei Regelstörungen hilfreich sein.

Nr. 14 – Kalium bromatum

Brom ist im menschlichen Körper nur in sehr geringen Mengen vorhanden. Mängel verursachen hauptsächlich Störungen der Nerven, des Gehirns und der Drüsen. Kochsalz vermindert stark die Wirkung von Kalium bromatum. Menschen, die unter einem Mangel leiden, sind entweder ruhelos und nervös oder im Extremfall völlig gleichgültig. Kalium bromatum ist auch angezeigt bei Kopfschmerzen, Migräne und als Beruhigungsmittel. Sein Einsatz ist zu überlegen bei Schilddrüsenerkrankungen, Schleimhautreizungen, Regelstörungen und nervösen Sehstörungen.

Nr. 15 – Kalium jodatum

Es ist in fast allen Zellen des Körpers enthalten, vor allem in Schilddrüse, Leber, Milz, Nieren, Magen, Haut, Haaren und Nägeln. Es dämpft erhöhten Blutdruck, dient der Anregung der Herz- und Hirntätigkeit, fördert den Appetit und die Verdauung. Es wird auch bei Arteriosklerose und rheumatischen Gelenkschwellungen angewendet. Es ist „das" Schilddrüsenmittel. Anwendung findet es ebenfalls bei chronischem, auch krampfhaftem Räuspern, Druck am Hals, Kropf, Herzrasen, Schweißausbrüchen, Schwindelgefühlen, Erregbarkeit, Neigung zu niedergedrückter, weinerlicher, fast depressiver Stimmung.

Nr. 16 – Lithium chloratum

Lithium kommt im menschlichen Körper nur in außerordentlich kleinen Mengen vor. Es hat eine besondere Wirkung auf gichtig-rheumatische Erkrankungen mit schmerzhafter Anschwellung und Versteifung der Gelenke. Es hilft, Harnsäure zu lösen und die schädigende Wirkung bestimmter Stoffe im Zellinneren aufzuheben. Lithium chloratum wird erfolgreich eingesetzt bei Beschwerden mit Beteiligung des Herzens (Herzstiche, Herzklopfen, Herzzittern, Herzflattern), Nierenentzündung, Nierenstauung, Blasenentzündung, Blasenkatarrh, Harnröhrenkatarrh, Aderverkalkung.

Nr. 17 – Manganum sulfuricum

Mangan ist ein ständiger Begleiter des Eisens. Nr. 17 wird in der Regel im Wechsel mit Ferrum phosphoricum bei Blutarmut, Blutungen, Ermüdungszuständen und Zirkulationsstörungen angewendet. Außerdem kann es bei wandernden rheumatisch-gichtigen Beschwerden, die sich bei Witterungswechsel verschlimmern, bei Zahnschmerzen, Sehschwäche, Augenlidentzündung, Nervenschwäche, Gedächtnis- und Konzentrationsschwäche eingesetzt werden.

Nr. 18 – Calcium sulfuratum

Über dieses Ergänzungsmittel ist noch wenig bekannt. Als Anwendungsgebiete werden Erschöpfungszustände mit Gewichtsverlust (trotz Heißhunger) angegeben.

Nr. 19 – Cuprum arsenicosum

Es hat sich bei Neuralgien, Ischias, Muskelkrämpfen und Epilepsie bewährt, lindert Koliksschmerzen bei Magen-Darm-Katarrh und kommt bei wassersüchtigen Erscheinungen bei Nierenleiden zur Anwendung. Außerdem wird es bei Brust-, Magen-, Darm- und Wadenkrämpfen sowie chronischen Kopfschmerzen eingesetzt.

Nr. 20 – Kalium-Aluminium sulfuricum

Es wird verordnet bei Verstopfungs- und Blähkoliken, Irritationen des Nervensystems, eventuell auch bei Magen- und Darmkoliken.

Nr. 21 – Zincum chloratum

Es ist Bestandteil der Zellen, vieler Enzyme und Gewebesäfte. Die Bedeutung für das Wachstum und für zahlreiche Stoffwechselvorgänge ist unbestritten. Zincum chloratum wirkt vor allem auf Gehirn und Rückenmark. Bei Nervenkrankheiten, nervöser Schlaflosigkeit und krampfartigen Beschwerden vor und während der Menstruation hat es sich als nützlich erwiesen. Es wirkt unterstützend bei Zuckerkrankheit. Außerdem wird es bei Gedächtnisschwäche und Schlaflosigkeit mit Unruhe in den Beinen eingesetzt.

12 Erweiterungsmittel

Nr. 22 – Calcium carbonicum

Dieses Mittel hat in der Homöopathie große Bedeutung. Es hat einen positiven Einfluss auf alle Knochenleiden. Calcium carbonicum wirkt außerdem auf das vegetative Nervensystem, steuert die Nahrungsaufnahme sowie die Ausscheidungen.

Nr. 23 – Natrium bicarbonicum

Es bewirkt eine ausreichende Ausscheidung von Schlacken, aktiviert den Stoffwechsel, verhindert einen Harnsäureüberschuss im Blut und im Gewebe und aktiviert die Tätigkeit der Bauchspeicheldrüse.

Nr. 24 – Arsenum jodatum

Es wirkt hauptsächlich auf die serösen Häute der Lymphdrüsen und der Lunge sowie auf die Haut und hat eine aufsaugende Wirkung bei entzündlichen Ergüssen, Bronchitis mit schwer löslichem Auswurf, Schwäche und Nachtschweiß. Anwendungsgebiete sind auch die mit Abmagerung und großer Ermattung einhergehenden Lungenkrankheiten und die mit chronischem Darmkatarrh verbundene Auszehrung der Kinder. Auch Heuschnupfen und Bronchialasthma werden als Anwendungsgebiete genannt.

Äußere Anwendungen

Bäder und Waschungen

Bei entsprechenden Beschwerden sind die dafür notwendigen Mineralstoffe im Bade- oder Waschwasser aufzulösen, wobei von jeder Nummer 10 bis 20 Pastillen genommen werden. Die zu wählenden Mineralstoffe können entweder dem Anwendungsteil entnommen oder aufgrund eigener Erfahrungen ausgesucht werden.

Die Anwendung kann als Ganzbad, Fußbad, Unterarmbad, Handbad, als Ganz-, Teil- oder Kopfwaschung erfolgen.

Auflegen von Mineralstoffen

Werden die Mineralstoffe aufgelöst, lassen sie sich wunderbar über die Haut dem Körper von außen zuführen. Entweder können Tupfer, Mullbinden oder Tücher (Wickel) aufgelegt werden, die mit wirkstoffhaltigem Wasser getränkt sind, oder die aufgelösten Pastillen werden als Brei aufgetragen.

Salben, Gele, Cremegele

Salben können entweder mehrmals am Tag hauchdünn aufgetragen, einmassiert oder als messerrückendicker Belag auf die betroffene Hautpartie aufgebracht werden. Dieser wird durch einen Verband abgedeckt und nach Bedarf erneuert. Diese Form der Applikation (Anwendung) eignet sich besonders gut für die Nacht.

Auf eine gereinigte offene Wunde kann ohne weiteres eine Heilsalbe aufgetragen werden. Der Fettanteil ermöglicht einen elastischen Wundrand und damit ein krustenfreies Heilen. Bei akuten Fällen sind Salben mit Wasseranteil zu bevorzugen. Mit der Lipidkomponente (Fettkomponente) entsteht eine Wasser-in-Öl-Emulsionssalbe. Auch hier ist die Abgabe des Mineralstoffes gewährleistet, da beim Auftragen die Emulsion den wasser- und mineralstoffhaltigen Anteil freigibt. Die Fettkomponente pflegt die Haut.

Für eine fettfreie und besonders tiefenwirksame Anwendung, zum Beispiel bei Gelenkbeschwerden, sollte jedoch auf **Gele** zurückgegriffen werden. Im Unterschied zur Salbe wird dem Mineralstoff beim Gel ein besonders gutes Eindringen in das Hautgewebe ermöglicht, weil es zu einem hohen Prozentsatz Wasser enthält und fettfrei ist.

Bei längerer Verwendung bei chronischen Beschwerden kann eine rückfettende Komponente wünschenswert sein. Beim **Cremegel** bleibt die intensive Tiefenwirkung des Gels erhalten.

Mineralstoffe als Salben, Gele und Cremegele

Nr. 1 – Calcium fluoratum
Gewebeverhärtungen, Narbengewebe, verhärtete Lymphknoten und Drüsen, Krampfadern, Hämorrhoiden, Bänderschwäche (Schlottergelenke), Hornhaut, Schrunden, Risse, Nagelverwachsungen, Nagelbetteiterung.

Nr. 2 – Calcium phosphoricum
Muskelkrämpfe, Muskelspannungen, Verspannungen im Nacken, Spannungskopfschmerz, bellender Husten, unruhiger Herzschlag (Brustkorb), übermäßige Schweißbildung, Knochenbrüche, Schmerzen in alten Knochenbrüchen.

Nr. 3 – Ferrum phosphoricum
Erste Hilfe, Verletzungen, Prellungen, Zerrungen, Entzündungen, pulsierendes Pochen, Rötung, Hitze, Schwellung, Ab-

schürfung, Gelenkentzündung, akute Schmerzen, Sonnenbrand, Verbrennungen (in Verbindung mit Nr. 8).

Nr. 4 – Kalium chloratum
Husten, Hautgrieß, Couperose, Besenreiser, Krampfadern, Verklebungen, Verwachsungen, abklingende Entzündungen der Sehnenscheiden und der Schleimbeutel.

Nr. 5 – Kalium phosphoricum
Schlecht heilende Wunden, übel riechende Geschwüre, nekrotische Wundränder, Gewebsquetschungen (in Verbindung mit Nr. 4), Folgen von Überanstrengung (Tennisarm, Golfschulter), schwere Erschöpfungen der Muskeln, Überanstrengung des Herzens, Lähmungen (empfehlenswert ist das Gel, da es sehr schnell eindringt).

Nr. 6 – Kalium sulfuricum
Hautschuppen, Hautpflege, eitrig-schleimige Absonderungen (Ekzeme, Neurodermitis, Schuppenflechte), Muskelkater, Druckgefühl im Oberbauch, braun-gelblicher Nasenschleim (Nasengel), bräunlich-gelber Schleim im Bereich von Nase, Ohren, Neben-, Stirn- und Kieferhöhlen (äußerlich auftragen).

Nr. 7 – Magnesium phosphoricum
Blitzartige, schießende, rasch die Stelle wechselnde Schmerzen (vor allem bei Koliken bei Nieren-, Gallen- oder Blasensteinen, Blähungskrämpfe, Menstruationsbeschwerden), Magenkrämpfe, nervöses Hautjucken, „hektische Flecken", beginnende Migräne (auf Nacken, Stirn und Schläfen auftragen), Angina pectoris (Brustkorb), durch unwillkürliche Anspannungen verursachte Durchblutungsstörungen in den Extremitäten.

Äußere Anwendungen

Nr. 8 – Natrium chloratum
Nässende Hautausschläge, Knorpelprobleme, Sehnen, Bänder, Gicht, Bandscheibenbeschwerden, Insektenstiche (bei heftigen Reaktionen zuerst einen Mineralstoffbrei auflegen), angeschwollene oder eingetrocknete Naseschleimhäute.

Nr. 9 – Natrium phosphoricum
Fettige Haut, Akne, Pickel, Abszesse (Schweißdrüsenabszesse), Mitesser, geschwollene Lymphknoten, rheumatische Schwellungen (besonders der kleinen Gelenke), schlecht heilende Wunden.

Nr. 10 – Natrium sulfuricum
Geschwollene Hände und Füße infolge von Verschlackung, Bläschen mit grün-gelblichem, wässrigem Inhalt, Sonnenallergie, Warzen (in Kombination mit Nr. 4), Erfrierungen, Leber- und Gallenprobleme.

Nr. 11 – Silicea
Abgekapselte Eiterungen (in Kombination mit Nr. 9), Falten (besonders zur Vorbeugung), Bindegewebsschwäche, Bindegewebsrisse (Vorbeugung in der Schwangerschaft), nervöse Zuckungen, Leistenbruch, Nabelbruch.

Nr. 12 – Calcium sulfuricum
Gicht, Rheuma, offene Eiterungen.

Mischungen

Bestimmte Kombinationen haben sich als sehr wirkungsvoll erwiesen, und jeder Anwender kann sie für sich selbst mischen. Es gibt dabei keine Begrenzung für die Anzahl der Nummern. Es gibt aber auch die Möglichkeit, fertige Mischungen der Adler Pharma zu verwenden, die sich sehr gut bewährt haben und von denen folgende zur Verfügung stehen:

Äußere Anwendungen

M-Cremegelmischung A: Akne, Mitesser und Pickel weisen auf einen dringenden Mineralstoffbedarf hin. Der rote Hof zeigt die Entzündung, die Drüse ist belastet und durch das abgestoßene Fett verstopft. Das Cremegel gegen Akne, Mitesser und Pickel ist nur leicht rückfettend und daher für die fettige, durch die Akne belastete Haut bestens geeignet.

M-Cremegelmischung E: Diese Mischung ist speziell für Ekzeme entwickelt worden: für die Entzündung, die belasteten Drüsen, die belastete Oberhaut, den Juckreiz, zur Feuchtigkeitsversorgung und zum Abbau der juckenden Schlacken.

M-Cremegelmischung G, M-Gelmischung G: Gelenke sind einer starken Belastung ausgesetzt. Für Gelenkprobleme wurde eine spezielle Mischung zusammengestellt, die überraschend schnell wirkt und vor allem die Schmerzen stillt. Für die akute Behandlung eignet sich das Gel und zur längeren Versorgung des Gelenks ist das Cremegel zu empfehlen.

M-Salbenmischung H: Bei Husten ist eine Salbe zu empfehlen, da sie die Mineralstoffe im Laufe der Nacht abgibt und einen leichten Wärmestau erzeugt. Bellender Husten sowie die Schleimbildung, aber auch die krampfartigen Spannungen in den Bronchien werden durch diese Salbe rasch abgebaut. Bei einem krampfartigen Reizhusten am Beginn der Heizperiode sollte zusätzlich Natrium chloratum eingenommen werden.

M-Cremegelmischung N, M-Salbenmischung N: Neurodermitis entsteht hauptsächlich dadurch, dass bei einer mangelhaften Schlackenausscheidung die Schlackenstoffe über die Haut ausgeschieden werden. Bei starkem Juckreiz ist das weiter unten angeführte Mineralstoffbad sehr hilfreich. Ob ein Cremegel oder eine Salbe gewählt wird, hängt vom subjektiven Empfinden ab. Folgende Bereiche unterstützen die enthaltenen Mineralstoffe: Entzündungen, Versorgung der Oberhaut und Abtransport der Schlacken, Reduzierung des Juckreizes, Flüssigkeitshaushalt der Haut, Säureabbau und Ausscheidung der Schlacken.

Äußere Anwendungen

M-Gelmischung S: Die Haut sollte für die Belastungen durch eine intensive Sonneneinstrahlung über mehrere Monate, wenigstens Wochen vorbereitet und gestärkt werden. Für die Behandlung nach einem Sonnenbad eignet sich die vorliegende Mineralstoffmischung ebenfalls sehr gut, ein UV-Filter ist allerdings nicht enthalten. Daher nicht als Sonnenschutz verwenden!

Die angeführte Mischung ist vor allem Sonnenallergikern zu empfehlen. Für sie ist wichtig, dass sie keine Creme benützen und beim Sonnenbad auf den empfindlichen Hautstellen eventuell einen totalen UVA-Filter verwenden!

M-Cremegelmischung V: Belastete Venen und Krampfadern benötigen zur Unterstützung dringend die Einnahme der Mineralstoffe nach Dr. Schüßler. Auch eine äußere Anwendung als Unterstützung der Elastizität der Aderwände, zur Bindung des Faserstoffes, der das Blut dickflüssig werden lässt, zur Neutralisierung der Säure, die aus den Aderwänden die Mineralstoffe heraus „frisst", für den Abtransport und die Ausscheidung der Schlacken und zur Festigung des Bindegewebes der Aderwände ist sinnvoll. Dieses Cremegel ist auch hervorragend für die Behandlung von Hämorrhoiden und Besenreisern geeignet.

M-Gelmischung W: Wunden brauchen, wenn sie nicht genäht werden müssen, eine rasche Versorgung. Das Gel hat eine leicht desinfizierende Wirkung und sorgt für die Wiederherstellung der Oberhaut, reduziert die Schmerzen, stillt das Blut und bringt eine rasche Heilung. Es liefert die Energie für den Heilungsprozess, baut neues Gewebe auf und ist für den Aufbau von Bindegewebe unerlässlich.

Biochemische Körperpflege

Eine neu entwickelte biochemische Körperpflegelinie der Adler-Pharma rundet das Angebot zur Biochemie nach Dr. Schüßler ab:

Gesichtscreme: Sie ist für alle Hauttypen geeignet und unterstützt das Bindegewebe der Gesichtshaut. Sie mildert Couperose, wirkt feuchtigkeits- und fettregulierend und wirkt der Hautalterung entgegen. Außerdem wirkt sie durch ihren Gehalt an Silicea der Faltenbildung entgegen. Die Gesichtscreme ist eine angenehme Feuchtigkeitscreme ohne Duftstoffe und kann auch unter jeder anderen Gesichtspflege aufgetragen werden.

Körperpflegecreme Regeneration: Die Körperpflegecreme enthält Mineralstoffe, die die Haut festigen, das Bindegewebe stärken und die Pigmentierung der Haut regulieren. Die Haut wird feinporig, samtig weich, bekommt einen natürlichen lebendigen Glanz und wird straffer. Die Körperpflegecreme enthält keine Duftstoffe.

M-Körperpflege Creme O Orangenhaut: Diese Creme erhält die Elastizität der Haut, reguliert den außer Kontrolle geratenen Eiweißstoffwechsel, reduziert die belastende Säure, baut Schlacken ab, strafft das Bindegewebe und ist für den abbauenden Eiweißstoffwechsel zuständig. Ein Anteil Olivenöl wirkt zusätzlich straffend und fördert die Hautdurchblutung.

Körperlotion: Eine feuchtigkeitsspendende, pflegende Körperlotion für die normale Haut.

Duschgel: Das Duschgel für Körper und Haare ist auch als Badezusatz verwendbar. Es belebt die Haut und unterstützt deren Schutzfunktion, bewirkt eine milde Reinigung der Haut und der Haare und gewährleistet die Zufuhr von wichtigen Mineralstoffen. Bei längerer Einwirkzeit werden die Haare gestärkt und bekommen wieder Spannkraft und Glanz. Bei Ekzemen, Schuppen und trockener Haut kann die Haut durch die Versorgung mit wichtigen Mineralstoffen ihre vielfältigen Aufgaben wieder bewältigen. Dem Duschgel ist ätherisches Orangenöl zugesetzt, das fungizid (gegen Pilze) und bakterizid (gegen Bakterien) wirkt und für einen angenehm erfrischenden Duft sorgt.

Massageöl: Das Massageöl wirkt besonders auf Gelenkprobleme ein, strafft das Gewebe, versorgt die Haut mit Mineralstoffen und pflegt sie. Die Elastizität der Haut, der Stoffwechsel des Muskelgewebes und die Versorgung des Knorpelgewebes und der Knochen stehen im Vordergrund. Außerdem wirkt es schmerzlindernd.

Lippenbalsam: Der biochemische Lippenbalsam beugt rissigen und aufgesprungenen Lippen vor und stärkt das Bindegewebe der Lippen. Außerdem wird das Immunfeld der Lippen gestärkt und so die Herpesanfälligkeit reduziert.

Mineralstoffbadesalz: Das Mineralstoffbadesalz wirkt beruhigend und entspannend, leitet elektromagnetische Spannungen ab und reguliert den Energiefluss. Es entspannt die Haut, wodurch Juckreiz reduziert wird. Es eignet sich gut für alle Hauterkrankungen, weil es die Haut nicht austrocknet, sondern von Schlacken und Säuren befreit.

Innere Anwendungen von A–Z

Die Selbstbehandlung mit Mineralstoffen nach Dr. Schüßler beschränkt sich auf die Beschwerden und Störungen, die der Laie mit verantwortungsbewusster Einstellung selbst behandeln kann. Schwere Erkrankungen gehören unbedingt in ärztliche Behandlung. In diesen Fällen ist ausschließlich eine unterstützende Begleitung mit Mineralstoffen nach Dr. Schüßler möglich.

Die angegebenen Dosierungen sind Erfahrungswerte, die sich in hunderten von Fällen bewährt haben. Besonders sensible Menschen und Kinder sollten mit ungefähr der Hälfte der angegebenen Menge beginnen und sie nur steigern, wenn der gewünschte Erfolg nicht eintritt. Ältere und stark belastete Menschen beginnen mit einer Anfangsdosierung von einem Drittel oder Viertel der angegebenen Menge und steigern diese, bis die gewünschte Wirkung eintritt.

Aber auch nach oben sind kaum Grenzen gesetzt. Wenn jemand mehr einnehmen möchte als angegeben, weil er das Verlangen danach hat, sollte er diesem nachgeben.

Betriebsstörung, Krankheiten	Mineralstoffe	Stück/Tag
Abführmittel: übermäßiger Gebrauch	Calcium fluoratum – Nr. 1 Kalium phosphoricum – Nr. 5 Magnesium phosphoricum – Nr. 7 Natrium chloratum – Nr. 8 Natrium sulfuricum – Nr. 10	7 10 „heiße 7" 10 10
Ablagerungen: durch Säurebelastung	Calcium phosphoricum – Nr. 2 Natrium phosphoricum – Nr. 9 Silicea – Nr. 11 Natrium bicarbonicum – Nr. 23	10 10–20 7 7
Ablehnung von …	Siehe: Bedürfnis nach …	

Innere Anwendungen von A–Z

Betriebsstörung, Krankheiten	Mineralstoffe	Stück/Tag
Abmagerung Ärztliche Abklärung!	Calcium phosphoricum – Nr. 2 Kalium phosphoricum – Nr. 5 Natrium chloratum – Nr. 8 Silicea – Nr. 11 Kalium arsenicosum – Nr. 13	10 10 10 7 7

Bei unerklärlicher **Gewichtsabnahme** oder **Abmagerung** muss unbedingt durch einen Arzt die Ursache gefunden werden. Beim gewollten und gezielten Abnehmen sollte beachtet werden, dass Fettschichten sehr viele Einlagerungsstoffe enthalten, die beim Abnehmen frei werden. Bei Eiweißdickleibigkeit ist auf die Unfähigkeit des Körpers, Eiweiß abzubauen, zu achten. Beim Abnehmen muss immer auf die geordnete Ausscheidung der Abbauprodukte (Schlacken, Belastungsstoffe) geachtet werden!

Betriebsstörung, Krankheiten	Mineralstoffe	Stück/Tag
Abnehmen: Reduktion des Hungergefühls	Magnesium phosphoricum – Nr. 7 Natrium phosphoricum – Nr. 9	„heiße 7" 20
Abschuppungen nach schwerer Krankheit: Schuppen auf klebrigem Untergrund	Kalium sulfuricum – Nr. 6	20

Bei **Absonderungen** ist die Art zu unterscheiden. Bräunlichgelbe schleimige Absonderungen, die auf einen Mangel an Kalium sulfuricum – Nr. 6 hinweisen, sind kein Eiter, sondern Schleim, den der Körper aufgrund des Mineralstoffmangels nicht mehr binden kann.

Innere Anwendungen von A–Z

Betriebsstörung, Krankheiten	Mineralstoffe	Stück/Tag
Absonderungen: ätzend, brennend	Natrium chloratum – Nr. 8	20
Absonderungen: beißend, juckend	Natrium sulfuricum – Nr. 10	20
Absonderungen: bräunlich-gelblich, ocker	Kalium sulfuricum – Nr. 6	20
Absonderungen: eitrig, dick, gelb	Natrium phosphoricum – Nr. 9 Silicea – Nr. 11 Calcium sulfuricum – Nr. 12	20 20 20
Absonderungen: eitrig, wässrig	Natrium sulfuricum – Nr. 10 Silicea – Nr. 11 Calcium sulfuricum – Nr. 12	10 10 20
Absonderungen: glasklar	Natrium chloratum – Nr. 8	20
Absonderungen: grünlich	Natrium sulfuricum – Nr. 10	20
Absonderungen: salzig, brennend	Natrium chloratum – Nr. 8	20
Absonderungen: sauer, scharf	Natrium phosphoricum – Nr. 9	20
Absonderungen: wässrig, schleimig	Natrium chloratum – Nr. 8	20
Absonderungen: weißlich	Kalium chloratum – Nr. 4	20
Abstillen	Natrium sulfuricum – Nr. 10	20
Abszess: Vorbeugung	Natrium phosphoricum – Nr. 9	20
Abszess: bei Eiter	Natrium phosphoricum – Nr. 9 Silicea – Nr. 11 Calcium sulfuricum – Nr. 12	10 10 20

Innere Anwendungen von A–Z

Betriebsstörung, Krankheiten	Mineralstoffe	Stück/Tag
Abwehrkraft: Stärkung über längere Zeit	Ferrum phosphoricum – Nr. 3 Kalium phosphoricum – Nr. 5 Kalium sulfuricum – Nr. 6 Natrium chloratum – Nr. 8 Natrium phosphoricum – Nr. 9	10 10 10 10 10
Abwehrschwäche	Ferrum phosphoricum – Nr. 3 Kalium chloratum – Nr. 4 Kalium phosphoricum – Nr. 5 Kalium sulfuricum – Nr. 6 Natrium chloratum – Nr. 8 Natrium sulfuricum – Nr. 10	10 10 20 10 10 20
Adernverkalkung Die Mischung sollte an den betroffenen Stellen auch als Gel oder Cremegel angewendet werden.	Calcium fluoratum – Nr. 1 Natrium phosphoricum – Nr. 9 Silicea – Nr. 11	10 10 7
Afterekzem, Analekzem. Die Mischung sollte auch als Gel oder Cremegel angewendet werden.	Ferrum phosphoricum – Nr. 3 Kalium chloratum – Nr. 4 Kalium sulfuricum – Nr. 6 Natrium chloratum – Nr. 8 Natrium sulfuricum – Nr. 10	10 10 20 20 30
Aftereinrisse Die Mischung sollte auch als Gel oder Cremegel angewendet werden.	Calcium fluoratum – Nr. 1 Ferrum phosphoricum – Nr. 3 Kalium phosphoricum – Nr. 5 Silicea – Nr. 11	20 10 10 10
Afterjucken Verwendung als Cremegel.	Calcium phosphoricum – Nr. 2 Natrium chloratum – Nr. 8 Natrium phosphoricum – Nr. 9	10 10 10
Akne	Siehe: Mitesser	

Bei jeder **Allergie**, auch bei Heuschnupfen, ist es empfehlenswert, vorübergehend tierisches Eiweiß (Fleisch, Milch, Milchprodukte) zu meiden.

Innere Anwendungen von A–Z

Betriebsstörung, Krankheiten	Mineralstoffe	Stück/Tag
Allergie Die Mischung kann am Tag so oft wie benötigt genommen werden.	Ferrum phosphoricum – Nr. 3 Kalium chloratum – Nr. 4 Kalium sulfuricum – Nr. 6 Natrium chloratum – Nr. 8 Natrium sulfuricum – Nr. 10 Arsenum jodatum – Nr. 24	10 7 7 20 10 7
Altersdiabetes	Siehe: Diabetes	
Amalgam: Ausleitung	Kalium chloratum – Nr. 4 Natrium chloratum – Nr. 8 Natrium sulfuricum – Nr. 10	7 20–30 10–20
Ameisenlaufen, Durchblutungsstörungen	Calcium phosphoricum – Nr. 2 Kalium phosphoricum – Nr. 5	20 10
Anämie	Siehe: Blutarmut	
Anämie: bei Kindern	Calcium phosphoricum – Nr. 2 Ferrum phosphoricum – Nr. 3 Kalium phosphoricum – Nr. 5 Kalium sulfuricum – Nr. 6 Natrium chloratum – Nr. 8	10–20 15 10 10 20
Angina: akut	Ferrum phosphoricum – Nr. 3 Kalium chloratum – Nr. 4 Kalium phosphoricum – Nr. 5 Natrium phosphoricum – Nr. 9 Silicea – Nr. 11 Calcium sulfuricum – Nr. 12 Natrium bicarbonicum – Nr. 23	10 7 7 10 10 20 7
Angina: auch eitrig	Ferrum phosphoricum – Nr. 3 Kalium chloratum – Nr. 4 Natrium phosphoricum – Nr. 9 Silicea – Nr. 11 Calcium sulfuricum – Nr. 12	20 10 10–20 10 20
Angina bei übelriechendem Mundgeruch zusätzlich	Siehe: Angina Kalium phosphoricum – Nr. 5	10–20

Innere Anwendungen von A–Z

Betriebsstörung, Krankheiten	Mineralstoffe	Stück/Tag
Angina pectoris Begleitend zur ärztlichen Behandlung!	Magnesium phosphoricum – Nr. 7	„heiße 7" (häufig)
Angstzustände	Kalium phosphoricum – Nr. 5 Kalium sulfuricum – Nr. 6 Magnesium phosphoricum – Nr. 7	10 10 „heiße 7"
Antibabypille: hormonelle Belastung	Calcium fluoratum – Nr. 1 Calcium phosphoricum – Nr. 2 Kalium chloratum – Nr. 4 Natrium phosphoricum – Nr. 9 Silicea – Nr. 11 Kalium jodatum – Nr. 15	10 20 10 10 10 5
Antriebslosigkeit	Kalium phosphoricum – Nr. 5	20
Aphthen, Mundschleimhautentzündung	Ferrum phosphoricum – Nr. 3 Kalium chloratum – Nr. 4 Kalium phosphoricum – Nr. 5 Natrium chloratum – Nr. 8 Calcium sulfuricum – Nr. 12	10–20 10 10 10 10
Appetitlosigkeit: chronisch	Calcium phosphoricum – Nr. 2 Ferrum phosphoricum – Nr. 3 Kalium phosphoricum – Nr. 5 Kalium sulfuricum – Nr. 6 Natrium chloratum – Nr. 8 Natrium phosphoricum – Nr. 9	10 10 7 7 7 7
Appetitlosigkeit: bei Kindern	Calcium phosphoricum – Nr. 2 Ferrum phosphoricum – Nr. 3 Kalium phosphoricum – Nr. 5 Calcium carbonicum – Nr. 22	10 10–20 10 7
Appetitlosigkeit: kurzfristig aus Energiemangel	Calcium phosphoricum – Nr. 2 Kalium phosphoricum – Nr. 5 Magnesium phosphoricum – Nr. 7 Natrium chloratum – Nr. 8	10 10 „heiße 7" 10
Arterienverkalkung, Sklerose	Calcium fluoratum – Nr. 1 Natrium phosphoricum – Nr. 9 Silicea – Nr. 11	7 10 7

Innere Anwendungen von A–Z

Betriebsstörung, Krankheiten	Mineralstoffe	Stück/ Tag
Arthritis, Gelenkentzündung Die Mischung sollte auch als Cremegel angewendet werden.	Calcium fluoratum – Nr. 1 Ferrum phosphoricum – Nr. 3 Kalium chloratum – Nr. 4 Natrium chloratum – Nr. 8 Natrium phosphoricum – Nr. 9	7 20–30 10 10–20 10–20
Arthrose, Gelenkdeformation, Kreuzarthrose, Arthrose im Kiefergelenk Die Mischung sollte auch als Cremegel angewendet werden.	Calcium fluoratum – Nr. 1 Calcium phosphoricum – Nr. 2 Natrium chloratum – Nr. 8 Natrium phosphoricum – Nr. 9 Silicea – Nr. 11 Lithium chloratum – Nr. 16	7 10 10 20 7 5
Asthma Arzt! Es ist notwendig, auch auf seelische Belastungen zu achten, damit eine Lockerung bzw. Linderung möglich ist.	Ferrum phosphoricum – Nr. 3 Kalium chloratum – Nr. 4 Kalium phosphoricum – Nr. 5 Kalium sulfuricum – Nr. 6 Magnesium phosphoricum – Nr. 7 Natrium chloratum – Nr. 8	20 10 10 30–50 „heiße 7" 10
Aufregung	Magnesium phosphoricum – Nr. 7	„heiße 7"
Aufstoßen: sauer	Natrium phosphoricum – Nr. 9	10–20
Augen: Bindehautentzündung	Ferrum phosphoricum – Nr. 3 Kalium chloratum – Nr. 4 Silicea – Nr. 11	20–30 10–20 10
Augen: Doppelsehen	Magnesium phosphoricum – Nr. 7	„heiße 7"
Augen: Flimmern	Kalium phosphoricum – Nr. 5 Magnesium phosphoricum – Nr. 7	10 „heiße 7"
Augen: Funkensehen	Magnesium phosphoricum – Nr. 7 Natrium phosphoricum – Nr. 9 Natrium sulfuricum – Nr. 10	„heiße 7" 10 20
Augen: Gerstenkorn, Lidentzündung	Ferrum phosphoricum – Nr. 3 Kalium chloratum – Nr. 4 Natrium phosphoricum – Nr. 9 Silicea – Nr. 11	7 10 7 20

Innere Anwendungen von A–Z

Betriebsstörung, Krankheiten	Mineralstoffe	Stück/Tag
Augen: Lichtempfindlichkeit	Silicea – Nr. 11	20
Augen: grauer Schleier	Natrium chloratum – Nr. 8	10
Augen: Sehschwäche, Augenschwäche	Kalium phosphoricum – Nr. 5 Natrium chloratum – Nr. 8	20 20
Augen: Tränenkanalkatarrh	Ferrum phosphoricum – Nr. 3 Kalium chloratum – Nr. 4 Kalium sulfuricum – Nr. 6 Silicea – Nr. 11	20 7 7 7
Augen: Trockenheit, wässrige Augen	Natrium chloratum – Nr. 8	20–30
Augen: verschwollen	Natrium sulfuricum – Nr. 10	10–20
Ausdünstungen: sauer riechend	Natrium phosphoricum – Nr. 9	20
Ausfluss: bräunlich-gelb	Kalium sulfuricum – Nr. 6	20
Ausfluss: wässrig	Natrium chloratum – Nr. 8	20
Ausfluss: weißlich	Kalium chloratum – Nr. 4	20
Ausleitung: allgemein	Kalium chloratum – Nr. 4 Kalium sulfuricum – Nr. 6 Natrium chloratum – Nr. 8 Natrium sulfuricum – Nr. 10	10 15 15 20
Ausschlag: eitrig	Natrium phosphoricum – Nr. 9 Silicea – Nr. 11 Calcium sulfuricum – Nr. 12	10 7 20
Autofahrermischung	Ferrum phosphoricum – Nr. 3 Kalium phosphoricum – Nr. 5 Kalium sulfuricum – Nr. 6 Natrium chloratum – Nr. 8 Natrium phosphoricum – Nr. 9	10 10 10 10 20–30
Bänderdehnung	Calcium fluoratum – Nr. 1 Kalium phosphoricum – Nr. 5 Natrium chloratum – Nr. 8 Silicea – Nr. 11	10–20 10 10 7

Innere Anwendungen von A–Z

Betriebsstörung, Krankheiten	Mineralstoffe	Stück/Tag
Bandscheibenbeschwerden	Calcium fluoratum – Nr. 1 Ferrum phosphoricum – Nr. 3 Natrium chloratum – Nr. 8 Natrium phosphoricum – Nr. 9 Silicea – Nr. 11	7 7 10 7 7
Bauchschmerzen Arzt!	Ferrum phosphoricum – Nr. 3	20
Bauchschmerzen: Blähungen	Ferrum phosphoricum – Nr. 3 Magnesium phosphoricum – Nr. 7 Natrium sulfuricum – Nr. 10 Kalium-Aluminium sulf. – Nr. 20 Natrium bicarbonicum – Nr. 23	7 „heiße 7" 20 10 7
Bauchschneiden, kolikartige Schmerzen	Magnesium phosphoricum – Nr. 7	„heiße 7"
Bauchspeicheldrüse: Störungen	Kalium sulfuricum – Nr. 6	10–20

Einem **Bedürfnis**, das sich bis zu einem suchtähnlichen Verlangen steigern kann, liegt fast immer ein bestimmter Mineralstoffmangel zugrunde. Als Zeichen für einen Mangel kann aber auch Ablehnung auftreten.

Betriebsstörung, Krankheiten	Mineralstoffe	Stück/Tag
Bedürfnis nach Alkohol	Natrium chloratum – Nr. 8	10–30
Bedürfnis nach Geräuchertem, Ketchup, Senf	Calcium phosphoricum – Nr. 2	10–20
Bedürfnis nach Milch	Calcium phosphoricum – Nr. 2	10–20
Bedürfnis nach Nüssen	Kalium phosphoricum – Nr. 5	10–20
Bedürfnis nach Salz	Natrium chloratum – Nr. 8	10–30

Innere Anwendungen von A–Z

Betriebsstörung, Krankheiten	Mineralstoffe	Stück/Tag
Bedürfnis nach Schokolade	Magnesium phosphoricum – Nr. 7	10–30
Bedürfnis nach Süßigkeiten, Mehlspeisen, Weißbrot	Natrium phosphoricum – Nr. 9	10–30
Beinbruch	Siehe: Knochenbruch	
Beine: geschwollen, Schweregefühl	Natrium sulfuricum – Nr. 10	10–30
Beine: Krämpfe	Calcium phosphoricum – Nr. 2	20–30
Beine: offen Die Mischung sollte auch als Cremegel angewendet werden.	Ferrum phosphoricum – Nr. 3 Kalium chloratum – Nr. 4 Kalium sulfuricum – Nr. 6 Natrium sulfuricum – Nr. 10 Arsenum jodatum – Nr. 24	20 10 10 30 7
Beklemmungen: nachts	Kalium sulfuricum – Nr. 6	20
Besenreiser Die Mischung sollte auch als Cremegel angewendet werden.	Calcium fluoratum – Nr. 1 Kalium chloratum – Nr. 4 Natrium phosphoricum – Nr. 9 Silicea – Nr. 11	7 7 10 10
Bettnässen	Natrium sulfuricum – Nr. 10	20–30
Bettnässen: bei schwer wiegendem Problem	Ferrum phosphoricum – Nr. 3 Kalium phosphoricum – Nr. 5 Natrium chloratum – Nr. 8 Natrium sulfuricum – Nr. 10	10 10 10 20–30
Beulen	Ferrum phosphoricum – Nr. 3	10–20
Bienenstiche	Siehe: Insektenstiche	
Bindegewebsschwäche	Calcium fluoratum – Nr. 1 Silicea – Nr. 11	20 20
Bindegewebsrisse	siehe: Dehnungsstreifen	
Bindehautentzündung	Ferrum phosphoricum – Nr. 3 Kalium chloratum – Nr. 4 Natrium chloratum – Nr. 8 Silicea – Nr. 11	20 10 20 20

Innere Anwendungen von A–Z

Betriebsstörung, Krankheiten	Mineralstoffe	Stück/Tag
Blähungen: stichartig, kolikartig, schmerzend	Magnesium phosphoricum – Nr. 7	„heiße 7"
Blähungen: mit stinkenden Winden	Natrium sulfuricum – Nr. 10	20
Blähungen: mit Völlegefühl	Kalium sulfuricum – Nr. 6	20–30
Blähungskolik	Magnesium phosphoricum – Nr. 7	„heiße 7"
Bläschen: wasserhell, juckend	Natrium sulfuricum – Nr. 10	20
Bläschenausschlag: an Lippen und Mund	Natrium chloratum – Nr. 8 Natrium sulfuricum – Nr. 10	20 20
Blase: Blasenkatarrh	Ferrum phosphoricum – Nr. 3 Natrium chloratum – Nr. 8 Natrium phosphoricum – Nr. 9	20 20 10
Blase: Reizblase	Siehe: Harnblase	
Blasen: auf der Haut Die Mischung sollte zuerst als Brei und dann auch als Gel oder Cremegel angewendet werden.	Ferrum phosphoricum – Nr. 3 Natrium chloratum – Nr. 8	20 30
Blässe	Calcium sulfuricum – Nr. 12	20
Blässe: wächsern	Calcium phosphoricum – Nr. 2	20
Blasenkatarrh	Siehe: Blase	
Blasensteine	Siehe: Nierensteine	
blaue Flecken Die Mischung sollte auch als Cremegel angewendet werden.	Calcium fluoratum – Nr. 1 Silicea – Nr. 11 Calcium sulfuricum – Nr. 12	7 20–30 10
Blinddarmreizung Arzt!	Ferrum phosphoricum – Nr. 3 Kalium chloratum – Nr. 4 Natrium chloratum – Nr. 8	20 10 7

Innere Anwendungen von A–Z

Betriebsstörung, Krankheiten	Mineralstoffe	Stück/Tag
Blut: Harnsäureüberschuss	Natrium phosphoricum – Nr. 9	10–30
Blutarmut, Blutmangel	Calcium phosphoricum – Nr. 2 Ferrum phosphoricum – Nr. 3 Manganum sulfuricum – Nr. 17	20 10 5
Blutdruck: erhöht	Natrium chloratum – Nr. 8	20
Blutdruck: niedrig	Natrium phosphoricum – Nr. 9	20
blutende Wunden	Ferrum phosphoricum – Nr. 3	10–30
Bluterguss	Calcium fluoratum – Nr. 1 Ferrum phosphoricum – Nr. 3 Kalium chloratum – Nr. 4 Silicea – Nr. 11	10 10 10 20–30
Blutungen: Nase	Siehe: Nasenbluten	
Blutverdickung	Kalium chloratum – Nr. 4	20–30
Brandblasen	Siehe: Verbrennungen	
Brechdurchfall, auch bei Kindern	Ferrum phosphoricum – Nr. 3 Kalium phosphoricum – Nr. 5 Natrium chloratum – Nr. 8 Natrium sulfuricum – Nr. 10	20 10 20 20
Brechreiz: nach Anstrengung	Kalium phosphoricum – Nr. 5	10–30
Brechreiz: nach dem Essen	Ferrum phosphoricum – Nr. 3 Kalium sulfuricum – Nr. 6 Natrium chloratum – Nr. 8 Natrium phosphoricum – Nr. 9 Natrium sulfuricum – Nr. 10	10 10–20 7 7 7
Bronchitis Die Mischung sollte auch als Salbe angewendet werden. Auftragen in einer dickeren Schicht und darüber ein Hemd anziehen.	Calcium phosphoricum – Nr. 2 Ferrum phosphoricum – Nr. 3 Kalium chloratum – Nr. 4 Kalium sulfuricum – Nr. 6 Magnesium phosphoricum – Nr. 7 Natrium chloratum – Nr. 8 Silicea – Nr. 11 Calcium sulfuricum – Nr. 12	10 20 30 10 10 10 7 10

Innere Anwendungen von A–Z

Betriebsstörung, Krankheiten	Mineralstoffe	Stück/Tag
Brüche: Neigung dazu, schwaches Bindegewebe Die Mischung sollte auch als Cremegel angewendet werden.	Calcium fluoratum – Nr. 1 Kalium phosphoricum – Nr. 5 Natrium chloratum – Nr. 8 Silicea – Nr. 11	7 10 10 20
Brustdrüsenentzündung: stillender Mütter Die Mischung sollte auch als Gel oder Cremegel angewendet werden.	Calcium fluoratum – Nr. 1 Ferrum phosphoricum – Nr. 3 Kalium chloratum – Nr. 4 Kalium phosphoricum – Nr. 5 Silicea – Nr. 11	7 20 10 7 7
Brustschmerzen: Berührungsempfindlichkeit	Ferrum phosphoricum – Nr. 3 Kalium phosphoricum – Nr. 5 Silicea – Nr. 11	10–20 10 7
Brustschmerzen: stillender Mütter, Betonbrust	Siehe: Stillen	
Brustschmerzen: ziehend, vor Eisprung, Menstruation	Calcium phosphoricum – Nr. 2 Ferrum phosphoricum – Nr. 3 Kalium chloratum – Nr. 4	10 10 7
Brustwarzen: rissig Die Mischung sollte auch als Gel oder Cremegel angewendet werden.	Calcium fluoratum – Nr. 1 Ferrum phosphoricum – Nr. 3	10 10–20
Brustwarzen: wund	Ferrum phosphoricum – Nr. 3	20
Bulimie Begleitend zur ärztlichen Behandlung!	Calcium phosphoricum – Nr. 2 Ferrum phosphoricum – Nr. 3 Kalium phosphoricum – Nr. 5 Magnesium phosphoricum – Nr. 7 Silicea – Nr. 11	20 20 10 „heiße 7" 7
Cholesterin: hoch	Magnesium phosphoricum – Nr. 7 Natrium phosphoricum – Nr. 9	„heiße 7" 20

Innere Anwendungen von A–Z

Betriebsstörung, Krankheiten	Mineralstoffe	Stück/Tag
Cholesterin: niedrig	Magnesium phosphoricum – Nr. 7	„heiße 7"
chronische Entzündungen Auf die Stärkung des Immunfeldes achten	Ferrum phosphoricum – Nr. 3 Natrium phosphoricum – Nr. 9	20 10
chronisch gallige Stühle	Natrium sulfuricum – Nr. 10	10–20
Couperose Die Mischung sollte auch als Gel oder Cremegel angewendet werden.	Calcium fluoratum – Nr. 1 Kalium chloratum – Nr. 4 Silicea – Nr. 11	10 20 7
Darmgrippe	Ferrum phosphoricum – Nr. 3 Kalium chloratum – Nr. 4 Kalium sulfuricum – Nr. 6 Natrium chloratum – Nr. 8 Natrium sulfuricum – Nr. 10	20–30 10 10 20 10
Darmkatarrh	Siehe: Durchfall	
Darmkatarrh: mit Krämpfen	Cuprum arsenicosum – Nr. 19	7
Darmpilz	Siehe: Pilzerkrankung	
Darmträgheit	Siehe: Stuhlverstopfung	
Verstimmung, Niedergedrücktheit	Kalium phosphoricum – Nr. 5 Kalium sulfuricum – Nr. 6 Silicea – Nr. 11 Kalium jodatum – Nr. 15 Calcium carbonicum – Nr. 22	20 10 10 7 7
Dehnungsstreifen Die Mischung sollte auch als Gel oder Cremegel angewendet werden.	Calcium fluoratum – Nr. 1 Kalium phosphoricum – Nr. 5 Natrium chloratum – Nr. 8 Silicea – Nr. 11	10 10 10 20
Diabetes: zur Unterstützung	Kalium sulfuricum – Nr. 6 Natrium sulfuricum – Nr. 10 Zincum chloratum – Nr. 21	10–20 10–20 7

Innere Anwendungen von A–Z

Betriebsstörung, Krankheiten	Mineralstoffe	Stück/Tag
Drüsenschwellung	Kalium chloratum – Nr. 4	10–20
Durchblutungsstörungen: arterielle	Calcium fluoratum – Nr. 1 Ferrum phosphoricum – Nr. 3 Magnesium phosphoricum – Nr. 7 Silicea – Nr. 11	7 10 10–20 10
Durchblutungsstörungen: der Hände, Beine	Calcium fluoratum – Nr. 1 Calcium phosphoricum – Nr. 2 Ferrum phosphoricum – Nr. 3	10 20–30 20
Durchfall	Ferrum phosphoricum – Nr. 3 Natrium chloratum – Nr. 8 Natrium phosphoricum – Nr. 9 Natrium sulfuricum – Nr. 10	10 20 20 20
Durchfall: nach Fettgenuss	Calcium fluoratum – Nr. 1 Natrium phosphoricum – Nr. 9	7 20
Durchfall: übelriechend	Kalium arsenicosum – Nr. 13	7
Durst: zu wenig	Natrium chloratum – Nr. 8	10–20
Durst: zu viel	Natrium chloratum – Nr. 8 Kalium arsenicosum – Nr. 13	20 7
Eierstock: Schmerzen	Ferrum phosphoricum – Nr. 3	10–30
Eierstockentzündung	Ferrum phosphoricum – Nr. 3 Kalium chloratum – Nr. 4 Calcium sulfuricum – Nr. 12	20–30 10 20
Einlauf: nach schweren Durchfällen und zur Regeneration Mischung in Wasser auflösen.	Ferrum phosphoricum – Nr. 3 Kalium chloratum – Nr. 4 Kalium phosphoricum – Nr. 5 Magnesium phosphoricum – Nr. 7 Natrium chloratum – Nr. 8 Natrium sulfuricum – Nr. 10	10 10 20 20 20 10
Einlauf: zur Fiebersenkung, Reinigung, auch bei Fastenkuren Mischung in Wasser auflösen.	Calcium fluoratum – Nr. 1 Ferrum phosphoricum – Nr. 3 Kalium chloratum – Nr. 4 Kalium phosphoricum – Nr. 5 Kalium sulfuricum – Nr. 6	7 10 7 7 7

Innere Anwendungen von A–Z

Betriebsstörung, Krankheiten	Mineralstoffe	Stück/Tag
	Magnesium phosphoricum – Nr. 7	10
	Natrium chloratum – Nr. 8	10
	Natrium sulfuricum – Nr. 10	10
Einlauf: bei Verstopfung Mischung in Wasser auflösen.	Ferrum phosphoricum – Nr. 3 Magnesium phosphoricum – Nr. 7 Natrium chloratum – Nr. 8 Natrium sulfuricum – Nr. 10	10 20 10 10
Einschlafstörungen: Spannungen, Sorgen	Magnesium phosphoricum – Nr. 7	„heiße 7"
Einschlafstörungen: unruhiger Herzschlag	Calcium phosphoricum – Nr. 2	10–20
Eisenmangel	Ferrum phosphoricum – Nr. 3 Manganum sulfuricum – Nr. 17	10–30 7
Eiterfistel	siehe: Eiterung	
Eiterung Die Mischung sollte auch als Gel oder Cremegel angewendet werden.	Natrium phosphoricum – Nr. 9 Silicea – Nr. 11 Calcium sulfuricum – Nr. 12	10 7 20
Eiterung: chronisch	Calcium sulfuricum – Nr. 12	20–30
Eiterung: verschlossen	Natrium phosphoricum – Nr. 9 Silicea – Nr. 11	10–30 10–20
Ekzem, Hautausschlag Die Mischung sollte auch als Gel oder Cremegel angewendet werden.	Calcium phosphoricum – Nr. 2 Ferrum phosphoricum – Nr. 3 Kalium phosphoricum – Nr. 5 Kalium sulfuricum – Nr. 6 Natrium chloratum – Nr. 8 Natrium sulfuricum – Nr. 10	7 7 5 10 7 20
Energie: fehlende	Kalium phosphoricum – Nr. 5	10–20
Englische Krankheit, Rachitis	Calcium fluoratum – Nr. 1 Calcium phosphoricum – Nr. 2 Magnesium phosphoricum – Nr. 7 Silicea – Nr. 11	7 10 10 7
Entgiftung: allgemein	Kalium chloratum – Nr. 4 Natrium chloratum – Nr. 8	10 20

Innere Anwendungen von A–Z

Betriebsstörung, Krankheiten	Mineralstoffe	Stück/Tag
Entgiftung: nach Impfungen	Calcium phosphoricum – Nr. 2 Kalium chloratum – Nr. 4	20 20
Entsäuerung	Natrium phosphoricum – Nr. 9 Natrium bicarbonicum – Nr. 23	10–20 7–10
Entschlackungskur	Kalium chloratum – Nr. 4 Kalium phosphoricum – Nr. 5 Kalium sulfuricum – Nr. 6 Natrium chloratum – Nr. 8 Natrium phosphoricum – Nr. 9 Natrium sulfuricum – Nr. 10 Silicea – Nr. 11 Calcium sulfuricum – Nr. 12	10 10 10–20 10 10 20–30 7 10–20
Entwicklungsrückstand: bei Kindern (körperlich)	Calcium fluoratum – Nr. 1 Calcium phosphoricum – Nr. 2 Ferrum phosphoricum – Nr. 3 Kalium chloratum – Nr. 4 Kalium phosphoricum – Nr. 5 Kalium sulfuricum – Nr. 6 Magnesium phosphoricum – Nr. 7 Natrium chloratum – Nr. 8 Natrium phosphoricum – Nr. 9 Natrium sulfuricum – Nr. 10 Silicea – Nr. 11	7 10 10 7 7 7 7 7 5 7 7
Entzündung: akut	Ferrum phosphoricum – Nr. 3	20
Entzündung: chronisch	Ferrum phosphoricum – Nr. 3	7
Erbrechen Mineralstoffe auflösen, löffelweise in kleinen Schlückchen einnehmen.	Ferrum phosphoricum – Nr. 3 Kalium phosphoricum – Nr. 5 Kalium sulfuricum – Nr. 6 Natrium phosphoricum – Nr. 9 Natrium sulfuricum – Nr. 10	10 10 10 20 20
Erfrierungen	Siehe: Frostbeulen	
Erholung, Regeneration	Siehe: Rekonvaleszenz	
Erkältung: leicht	Ferrum phosphoricum – Nr. 3 Kalium chloratum – Nr. 4	10 7

Innere Anwendungen von A–Z

Betriebsstörung, Krankheiten	Mineralstoffe	Stück/Tag
	Kalium phosphoricum – Nr. 5	5
	Natrium chloratum – Nr. 8	10
	Natrium phosphoricum – Nr. 9	7
	Natrium sulfuricum – Nr. 10	10
Ermüdungszustände	Manganum sulfuricum – Nr. 17	7
Erschöpfung: durch körperliche Anstrengung	Ferrum phosphoricum – Nr. 3 Kalium phosphoricum – Nr. 5	20–30 10
Erschöpfung: nervöse	Calcium phosphoricum – Nr. 2 Kalium phosphoricum – Nr. 5 Silicea – Nr. 11	10–20 10 7
Erschöpfung: vorübergehend, seelisch oder körperlich bedingt	Kalium phosphoricum – Nr. 5 Natrium chloratum – Nr. 8	20–30 20
Erschöpfungszustände: schwere Bei sehr schweren Erschöpfungszuständen ist mit einer ganz geringen Anfangsdosierung zu beginnen, damit der Organismus das Angebot an Betriebsstoffen aufnehmen kann.	Calcium fluoratum – Nr. 1 Calcium phosphoricum – Nr. 2 Ferrum phosphoricum – Nr. 3 Kalium chloratum – Nr. 4 Kalium phosphoricum – Nr. 5 Kalium sulfuricum – Nr. 6 Magnesium phosphoricum – Nr. 7 Natrium chloratum – Nr. 8 Natrium phosphoricum – Nr. 9 Natrium sulfuricum – Nr. 10 Silicea – Nr. 11 Kalium jodatum – Nr. 15 Calcium carbonicum Nr. 22	7 10 10 7 10 5 7 7 7 7 5 5 5
erste Hilfe	Ferrum phosphoricum – Nr. 3	10–30
Falten, Verjüngungsmittel	Silicea – Nr. 11	10–20
Fersenrisse: durch Hornhaut Anwendung vor allem als Cremegel.	Calcium fluoratum – Nr. 1	20–30
Fersensporn	Calcium phosphoricum – Nr. 2 Ferrum phosphoricum – Nr. 3	20–30 10

Innere Anwendungen von A–Z

Betriebsstörung, Krankheiten	Mineralstoffe	Stück/Tag
Fettleibigkeit: habituell, Fettsucht	Kalium chloratum – Nr. 4 Natrium phosphoricum – Nr. 9 Natrium sulfuricum – Nr. 10	7 20 7
fette Kost: Verschlimmerung von Beschwerden	Kalium chloratum – Nr. 4 Natrium phosphoricum – Nr. 9	7 20
fett glänzende Stühle	Calcium fluoratum – Nr. 1 Natrium phosphoricum – Nr. 9	7 20
fettig glänzendes Gesicht	Natrium phosphoricum – Nr. 9	10–30
Fieber: hoch (über 38,8 °C)	Kalium phosphoricum – Nr. 5	10–30
Fieber: leicht (bis 38,8 °C)	Ferrum phosphoricum – Nr. 3	10–20
Fieber: bei Reise, Stress	Calcium phosphoricum – Nr. 2 Ferrum phosphoricum – Nr. 3	10 20
Fieber: bei Sonnenbrand, Durchfall	Ferrum phosphoricum – Nr. 3	10–20
Fieberblasen: eitrig, ausgebreitet	Siehe: Herpes	
Fieberblasen, Herpes simplex Die Mischung sollte auch als Gel oder Cremegel angewendet werden.	Ferrum phosphoricum – Nr. 3 Natrium chloratum – Nr. 8 Natrium sulfuricum – Nr. 10 Silicea – Nr. 11	7 10 20 10
Finger: Verkürzung der Sehnen Die Mischung sollte unbedingt auch als Gel oder Cremegel angewendet werden.	Calcium fluoratum – Nr. 1 Kalium phosphoricum – Nr. 5 Natrium chloratum – Nr. 8 Silicea – Nr. 11	10 20 10 7
Fingernägel: biegsam, weich, splitternd	Calcium fluoratum – Nr. 1	10

Innere Anwendungen von A–Z

Betriebsstörung, Krankheiten	Mineralstoffe	Stück/ Tag
Fingernägel: brüchig	Silicea – Nr. 11	10
Fingerspitzen: rissig, wund Die Mischung sollte auch als Cremegel angewendet werden.	Calcium fluoratum – Nr. 1 Ferrum phosphoricum – Nr. 3	10 10–20
Fischschuppen: weiße, kleine, harte Schuppen Der Mineralstoff sollte auch als Gel oder Cremegel angewendet werden.	Calcium fluoratum – Nr. 1	20–30
Fließschnupfen	Siehe: Schnupfen	
Frieren: allgemein, dauernde innere Kälte	Calcium phosphoricum – Nr. 2 Natrium bicarbonicum – Nr. 23	10 7
Frostbeulen Die Mischung sollte auch als Gel oder Cremegel angewendet werden.	Ferrum phosphoricum – Nr. 3 Kalium phosphoricum – Nr. 5 Natrium sulfuricum – Nr. 10	10 7 20
Frostschauer, Frösteln bei Fieber	Ferrum phosphoricum – Nr. 3 Natrium chloratum – Nr. 8	10 10
Frühjahrsmüdigkeit	Ferrum phosphoricum – Nr. 3 Kalium phosphoricum – Nr. 5 Kalium sulfuricum – Nr. 6 Natrium phosphoricum – Nr. 9 Natrium sulfuricum – Nr. 10 Silicea – Nr. 11	10 7 7 10 10–20 7
Furunkel, Eiterbeule Die Mischung sollte auch als Gel oder Cremegel angewendet werden.	Natrium phosphoricum – Nr. 9 Silicea – Nr. 11 Calcium sulfuricum – Nr. 12	10 7 20
Füße: feuchtkalt	Natrium chloratum – Nr. 8 Silicea – Nr. 11	20–30 10

Innere Anwendungen von A–Z

Betriebsstörung, Krankheiten	Mineralstoffe	Stück/Tag
Füße: Schweregefühl	Siehe: Beine	
Fußpilz	Siehe: Pilzerkrankungen	
Fußschweiß	Natrium phosphoricum – Nr. 9 Silicea – Nr. 11	10 20
Gallenblasenentzündung, Gallenblasenschmerzen	Ferrum phosphoricum – Nr. 3 Natrium sulfuricum – Nr. 10	20 10
Gallensteine	Ferrum phosphoricum – Nr. 3 Natrium phosphoricum – Nr. 9 Natrium sulfuricum – Nr. 10	7 10 20
Gallensteinkolik	Magnesium phosphoricum – Nr. 7	„heiße 7"
gallige Stühle	Natrium sulfuricum – Nr. 10	20
Gastritis	Ferrum phosphoricum – Nr. 3 Kalium chloratum – Nr. 4 Magnesium phosphoricum – Nr. 7 Natrium chloratum – Nr. 8 Natrium phosphoricum – Nr. 9 Kalium arsenicosum – Nr. 13	20 10 7 20 20 7
Gebärmutter: starke Regelblutung, zur Stärkung	Calcium fluoratum – Nr. 1 Ferrum phosphoricum – Nr. 3 Kalium phosphoricum – Nr. 5 Silicea – Nr. 11 Calcium sulfuricum – Nr. 12	7 10 10 7 10–20
Gebärmuttersenkung	Calcium fluoratum – Nr. 1 Silicea – Nr. 11	20–30 10
Geburt	Siehe: Schwangerschaft	
Geburt: Vorbereitung	Magnesium phosphoricum – Nr. 7	„heiße 7"
Gedächtnisschwäche	Kalium phosphoricum – Nr. 5 Kalium sulfuricum – Nr. 6 Natrium sulfuricum – Nr. 10	20 7 7
Gedächtnisschwäche: chronisch	Kalium phosphoricum – Nr. 5 Manganum sulfuricum – Nr. 17 Zincum chloratum – Nr. 21	10 5 5

Innere Anwendungen von A–Z

Betriebsstörung, Krankheiten	Mineralstoffe	Stück/Tag
Gefühl von angeschwollenen Händen und Füßen	Natrium sulfuricum – Nr. 10 Manganum sulfuricum – Nr. 17	10 7
Gehirnerschütterung Arzt!	Ferrum phosphoricum – Nr. 3 Kalium phosphoricum – Nr. 5 Magnesium phosphoricum – Nr. 7 Natrium sulfuricum – Nr. 10	10 20 7 7
Gehörsturz	Ferrum phosphoricum – Nr. 3	30
Gelenk: Beschwerden, Steifheit Die Mischung sollte auch als Cremegel angewendet werden.	Calcium fluoratum – Nr. 1 Calcium phosphoricum – Nr. 2 Ferrum phosphoricum – Nr. 3 Kalium phosphoricum – Nr. 5 Natrium chloratum – Nr. 8 Natrium phosphoricum – Nr. 9 Silicea – Nr. 11	7 10 10 7 10 10–20 7
Gelenk: Schlottergelenke, Überdehnung, Hypermobilität	Calcium fluoratum – Nr. 1	10–20
Gelenkentzündung	Siehe: Entzündung	
Gelenkgeräusche	Natrium chloratum – Nr. 8	20–30
Gelenkleiden, Gelenkschmerzen Die Mischung sollte auch als Gel oder Cremegel angewendet werden.	Calcium fluoratum – Nr. 1 Calcium phosphoricum – Nr. 2 Natrium chloratum – Nr. 8 Natrium phosphoricum – Nr. 9 Silicea – Nr. 11 Calcium carbonicum – Nr. 22	7 7 10 10 7 5
Gelenkrheuma	Siehe: Gicht	
Gelenkschwellung	Kalium chloratum – Nr. 4 Natrium chloratum – Nr. 8 Kalium jodatum – Nr. 15	20 10 7
Genickstarre: durch zu hohe Spannung	Calcium phosphoricum – Nr. 2 Magnesium phosphoricum – Nr. 7	20–30 „heiße 7"
Geräuschempfindlichkeit	Silicea – Nr. 11	10

Innere Anwendungen von A–Z

Betriebsstörung, Krankheiten	Mineralstoffe	Stück/Tag
Geruchsüberempfindlichkeit	Calcium fluoratum – Nr. 1 Natrium chloratum – Nr. 8	5 10
Geruchsverlust	Natrium chloratum – Nr. 8	20–30
Gerstenkorn	Siehe: Augen	
Geschmack: Abstumpfung	Calcium fluoratum – Nr. 1 Ferrum phosphoricum – Nr. 3 Natrium chloratum – Nr. 8	10 10–20 20
Geschmack: bitter	Natrium sulfuricum – Nr. 10	10
Geschmack: gering	Natrium chloratum – Nr. 8	20
Geschmacksverlust	Siehe: Geruchsverlust	
Geschwulst: Drüsen	Kalium chloratum – Nr. 4	20
Geschwulst: Überbein	Siehe: Überbein	
Geschwür: eitrig	Ferrum phosphoricum – Nr. 3 Natrium phosphoricum – Nr. 9 Silicea – Nr. 11	10 10 7
bei Verhärtung zusätzlich	Calcium sulfuricum – Nr. 12 Calcium fluoratum – Nr. 1	20 10
Gesicht: blass	Calcium phosphoricum – Nr. 2 Kalium-Aluminium sulf. – Nr. 20	10–20 7
Gesicht: fahl, grau	Kalium phosphoricum – Nr. 5 Cuprum arsenicosum – Nr. 19	20 7
Gesichtsrötung: bläulich-rot	Natrium sulfuricum – Nr. 10	20
Gesichtsrötung: carmesinrot	Magnesium phosphoricum – Nr. 7	„heiße 7"
Gesichtsrötung: warm	Ferrum phosphoricum – Nr. 3	10
Gesichtsschmerzen	Ferrum phosphoricum – Nr. 3 Kalium phosphoricum – Nr. 5 Siehe auch: Kopfschmerzen	10–20 10
Gesichtszucken, Tic	Siehe: Zucken der ….	

Innere Anwendungen von A–Z

Betriebsstörung, Krankheiten	Mineralstoffe	Stück/ Tag
Gicht Die Beschwerden lassen sich letztlich nur durch eine konsequente Ernährungsumstellung verändern! Auf den Schlafplatz achten!	Ferrum phosphoricum – Nr. 3 Kalium sulfuricum – Nr. 6 Natrium chloratum – Nr. 8 Natrium phosphoricum – Nr. 9 Silicea – Nr. 11 Lithium chloratum – Nr. 16 Natrium bicarbonicum – Nr. 23	10 7 20 20 10 7 10
Gichtanfall Die Mischung auch als Brei auflegen.	Ferrum phosphoricum – Nr. 3 Natrium chloratum – Nr. 8 Natrium phosphoricum – Nr. 9 Natrium sulfuricum – Nr. 10 Silicea – Nr. 11 Calcium sulfuricum – Nr. 12	20–40 20 20 20 20 20
Gliederschmerzen: allgemein	Ferrum phosphoricum – Nr. 3 Kalium chloratum – Nr. 4 Natrium sulfuricum – Nr. 10	20 7 7
Gliederschmerzen: durch Übersäuerung	Ferrum phosphoricum – Nr. 3 Natrium phosphoricum – Nr. 9	10–20 20–30
Gliederschmerzen: zerschlagen, grippig	Siehe: Zerschlagenheitsgefühl	
Globusgefühl im Hals	Magnesium phosphoricum – Nr. 7	„heiße 7"
Grauer Star	Calcium fluoratum – Nr. 1 Kalium chloratum – Nr. 4 Natrium chloratum – Nr. 8 Natrium phosphoricum – Nr. 9 Silicea – Nr. 11	5 10 20 10 7
grippaler Infekt	Ferrum phosphoricum – Nr. 3 Kalium chloratum – Nr. 4 Kalium phosphoricum – Nr. 5 Kalium sulfuricum – Nr. 6 Natrium chloratum – Nr. 8 Natrium sulfuricum – Nr. 10	20 7 7 7 10 20

Innere Anwendungen von A–Z

Betriebsstörung, Krankheiten	Mineralstoffe	Stück/Tag
Grippe: echte Virusgrippe Arzt!	Ferrum phosphoricum – Nr. 3 Kalium chloratum – Nr. 4 Kalium phosphoricum – Nr. 5 Kalium sulfuricum – Nr. 6 Natrium chloratum – Nr. 8 Natrium sulfuricum – Nr. 10 Calcium sulfuricum – Nr. 12	10–20 10 10–20 7 7 10 10–20
Haarausfall	Calcium fluoratum – Nr. 1 Kalium phosphoricum – Nr. 5 Natrium chloratum – Nr. 8 Natrium phosphoricum – Nr. 9 Silicea – Nr. 11	7 7 10 10 20
Haarausfall: kreisrund Arzt!	Kalium phosphoricum – Nr. 5	20–30
Haare: brüchig, gespalten	Natrium phosphoricum – Nr. 9 Silicea – Nr. 11	10 20
Haare: Schuppen auf dem Kopf	Calcium fluoratum – Nr. 1 Natrium chloratum – Nr. 8	10 20–30
Halsentzündung	Ferrum phosphoricum – Nr. 3 Kalium chloratum – Nr. 4 Natrium phosphoricum – Nr. 9	20 7 10
Halsentzündung: eitrig	Siehe: Angina	
Halsweh	Ferrum phosphoricum – Nr. 3	10–30
Hämorrhoiden	Siehe: Krampfadern	
Hände und Füße: kalt	Natrium chloratum – Nr. 8	20
Hände und Füße: angeschwollen	Natrium sulfuricum – Nr. 10	20–30
Handflächen: Schrunden Auch als Gel oder Cremegel anwenden.	Calcium fluoratum – Nr. 1	10–20
Harnabgang: unfreiwillig, Inkontinenz	Natrium chloratum – Nr. 8 Natrium sulfuricum – Nr. 10	10 20

Innere Anwendungen von A–Z

Betriebsstörung, Krankheiten	Mineralstoffe	Stück/Tag
Harnblase: Stärkung (Reizblase)	Calcium fluoratum – Nr. 1 Ferrum phosphoricum – Nr. 3 Natrium chloratum – Nr. 8 Natrium phosphoricum – Nr. 9	7 10 20 10–20
Harnblasenentzündung	Ferrum phosphoricum – Nr. 3 Natrium chloratum – Nr. 8 Natrium phosphoricum – Nr. 9	20 20 10
Harndrang: häufig Weist unter Umständen auf eine Prostatabelastung hin.	Calcium fluoratum – Nr. 1 Kalium chloratum – Nr. 4 Natrium chloratum – Nr. 8 Natrium sulfuricum – Nr. 10	7 10 10–20 10
Harnlassen: vermehrt	Natrium chloratum – Nr. 8 Calcium carbonicum – Nr. 22	10 7
Harnsäure: vermehrt	Natrium phosphoricum – Nr. 9	20
Harnsäure: Vorbeugung vor Steinbildung	Calcium phosphoricum – Nr. 2 Magnesium phosphoricum – Nr. 7 Natrium phosphoricum – Nr. 9 Natrium bicarbonicum – Nr. 23	7 10 10–20 7
Harnstau	Natrium chloratum – Nr. 8	10–30
Harnwegsentzündung	Ferrum phosphoricum – Nr. 3 Natrium chloratum – Nr. 8 Natrium phosphoricum – Nr. 9 Calcium sulfuricum – Nr. 12 Lithium chloratum – Nr. 16	20–30 10 10 10 7

Hautprobleme werden am besten mit einer Creme behandelt, wobei jeweils das Problem die Auswahl der Mineralstoffe bestimmt.

Betriebsstörung, Krankheiten	Mineralstoffe	Stück/Tag
Haut: fettarm, spannt	Natrium phosphoricum – Nr. 9	10–20
Haut: gelblich-braune Flecken	Kalium sulfuricum – Nr. 6	10–20

Innere Anwendungen von A–Z

Betriebsstörung, Krankheiten	Mineralstoffe	Stück/Tag
Haut: Hornhaut	Calcium fluoratum – Nr. 1	10–20
Haut: rissig, Hautschrunden	Calcium fluoratum – Nr. 1	10–20
Haut: trocken, feuchtigkeitsarm	Natrium chloratum – Nr. 8	10–20
Haut: trocken, spröde	Natrium phosphoricum – Nr. 9 Natrium bicarbonicum – Nr. 23	10 7
Haut: unrein, Mitesser	Ferrum phosphoricum – Nr. 3 Natrium phosphoricum – Nr. 9	10 20
Hautausschlag	Siehe: Ekzem	
Hautausschlag: juckend, Hautjucken	Kalium sulfuricum – Nr. 6 Magnesium phosphoricum – Nr. 7 Natrium sulfuricum – Nr. 10	10 10 20
Heiserkeit	Ferrum phosphoricum – Nr. 3 Kalium chloratum – Nr. 4 Kalium jodatum – Nr. 15	20 7 5
Heißhunger	Natrium phosphoricum – Nr. 9	10–30
Herpes: im Anfangsstadium	Siehe: Fieberblasen	
Herpes: eitrig, ausgebreitet Die Mischung sollte auch als Cremegel angewendet werden.	Ferrum phosphoricum – Nr. 3 Kalium phosphoricum – Nr. 5 Natrium chloratum – Nr. 8 Natrium sulfuricum – Nr. 10 Silicea – Nr. 11 Calcium sulfuricum – Nr. 12	10 10 10–20 20–30 10 10–20

Innere Anwendungen von A–Z

Herzbeschwerden sind sehr vorsichtig zu behandeln. Der Gang zum Arzt darf nicht gescheut werden.

Betriebsstörung, Krankheiten	Mineralstoffe	Stück/Tag
Herz: Schmerzen	Ferrum phosphoricum – Nr. 3 Kalium phosphoricum – Nr. 5 Kalium sulfuricum – Nr. 6 Magnesium phosphoricum – Nr. 7 Silicea – Nr. 11	10–20 10–20 10 „heiße 7" 7
Herz: starkes Herzklopfen	Lithium chloratum – Nr. 16	7–10
Herz: zur Stärkung	Calcium fluoratum – Nr. 1 Calcium phosphoricum – Nr. 2 Kalium phosphoricum – Nr. 5 Magnesium phosphoricum – Nr. 7 Natrium chloratum – Nr. 8 Silicea – Nr. 11	7 10 10 10–20 10 10
Herz: Unruhe, Herzrasen	Calcium phosphoricum – Nr. 2 Magnesium phosphoricum – Nr. 7 Kalium jodatum – Nr. 15	10–20 „heiße 7" 5–15
Herzklopfen: nächtlich, nach Erwachen	Calcium phosphoricum – Nr. 2	10–20
Herzschlag: unregelmäßig	Magnesium phosphoricum – Nr. 7	„heiße 7"
Heuschnupfen	Calcium phosphoricum – Nr. 2 Ferrum phosphoricum – Nr. 3 Kalium chloratum – Nr. 4 Kalium sulfuricum – Nr. 6 Natrium chloratum – Nr. 8 Natrium sulfuricum – Nr. 10 Arsenum jodatum – Nr. 24	10 10 10 7 20 7 5
Hexenschuss Die Mischung sollte auch als Cremegel angewendet werden.	Calcium fluoratum – Nr. 1 Calcium phosphoricum – Nr. 2 Ferrum phosphoricum – Nr. 3 Natrium chloratum – Nr. 8 Natrium phosphoricum – Nr. 9 Silicea – Nr. 11	7 10 10 10 10 7

Innere Anwendungen von A–Z

Betriebsstörung, Krankheiten	Mineralstoffe	Stück/Tag
Hinterkopfschmerzen	Calcium phosphoricum – Nr. 2 Magnesium phosphoricum – Nr. 7	20 „heiße 7"
Hitze: Erschöpfung, Hitzestau	Ferrum phosphoricum – Nr. 3 Natrium chloratum – Nr. 8	10–20 20–30
Hitzewallungen	Ferrum phosphoricum – Nr. 3 Magnesium phosphoricum – Nr. 7 Natrium chloratum – Nr. 8	10–20 „heiße 7" 10–20
Hornhaut	Siehe: Haut	
Hörschwäche Begleitend zur ärztlichen Behandlung!	Ferrum phosphoricum – Nr. 3 Kalium chloratum – Nr. 4 Natrium sulfuricum – Nr. 10	10 7 7
Hörstörungen: Druck im Ohr	Natrium sulfuricum – Nr. 10	10–30
Hörsturz	Siehe: Gehörsturz	
Hüftgelenk: allmähliche Bewegungseinschränkung Die Mischung sollte auch als Cremegel angewendet werden.	Calcium fluoratum – Nr. 1 Calcium phosphoricum – Nr. 2 Magnesium phosphoricum – Nr. 7 Natrium phosphoricum – Nr. 9 Silicea – Nr. 11 Calcium carbonicum – Nr. 22	7 10 10 20 7 7
Hüftschmerzen Die Mischung sollte auch als Gel oder Cremegel angewendet werden.	Calcium fluoratum – Nr. 1 Calcium phosphoricum – Nr. 2 Ferrum phosphoricum – Nr. 3 Natrium chloratum – Nr. 8 Natrium phosphoricum – Nr. 9 Silicea – Nr. 11	7 10 10 10 7 7
Hühneraugen Die Mischung sollte auch als Gel oder Cremegel angewendet werden.	Calcium fluoratum – Nr. 1 Natrium chloratum – Nr. 8 Silicea – Nr. 11	10 10 7
Hunger auf …	Siehe: Bedürfnis nach …	
Hunger: Heißhunger	Natrium phosphoricum – Nr. 9	10–20
Hungergefühl: ständig, diffus	Kalium phosphoricum – Nr. 5	20

Innere Anwendungen von A–Z

Betriebsstörung, Krankheiten	Mineralstoffe	Stück/Tag
Husten: bellend Anwendung auch als Salbe.	Calcium phosphoricum – Nr. 2	10–20
Husten: krampfend zusätzlich	Magnesium phosphoricum – Nr. 7 Siehe: Husten	„heiße 7"
Husten: schleimig Anwendung vor allem als Salbe.	Calcium phosphoricum – Nr. 2 Kalium chloratum – Nr. 4 Kalium sulfuricum – Nr. 6 Magnesium phosphoricum – Nr. 7 Natrium chloratum – Nr. 8	7–10 10–20 10 7 10
Husten: trockener Reizhusten	Natrium chloratum – Nr. 8	10–20
Hustenanfälle: morgens	Kalium chloratum – Nr. 4 Natrium chloratum – Nr. 8 Kalium-Aluminium sulf. – Nr. 20	10 10 5
Hyperaktivität: von Kindern Ernährung beachten!	Calcium phosphoricum – Nr. 2 Kalium phosphoricum – Nr. 5 Kalium bromatum – Nr. 14	10–20 10 7–10
Immunsystem: Stärkung der Widerstandskraft, Vorbeugung	Calcium phosphoricum – Nr. 2 Kalium chloratum – Nr. 4 Kalium phosphoricum – Nr. 5 Kalium sulfuricum – Nr. 6 Magnesium phosphoricum – Nr. 7 Natrium phosphoricum – Nr. 9 Natrium bicarbonicum – Nr. 23	7 7 10 7 7 20 10
Impfungen: Vorbeugung von Folgen	Kalium chloratum – Nr. 4 Natrium chloratum – Nr. 8	10–20 10
Impffolgen	Siehe: Entgiftung: nach Impfungen	
Influenza	Siehe: Grippe	
Insektenstiche Die Mischung sollte zuerst als Brei und dann auch als Gel oder Cremegel angewendet werden.	Calcium phosphoricum – Nr. 2 Ferrum phosphoricum – Nr. 3 Natrium chloratum – Nr. 8	10 10 20

Innere Anwendungen von A–Z

Betriebsstörung, Krankheiten	Mineralstoffe	Stück/ Tag
Ischiasschmerzen	Siehe: Hexenschuss	
Jetlag	Calcium fluoratum – Nr. 1 Ferrum phosphoricum – Nr. 3 Kalium phosphoricum – Nr. 5 Natrium chloratum – Nr. 8 Silicea – Nr. 11	10 20 30 20 10

Juckreiz entsteht hauptsächlich dann, wenn der Körper die überschüssigen Stoffe und Schlackenstoffe nicht genügend ausscheiden kann. Sie treten dann über die Haut aus.

Betriebsstörung, Krankheiten	Mineralstoffe	Stück/ Tag
Juckreiz: allgemein	Magnesium phosphoricum – Nr. 7	„heiße 7"
Juckreiz: am After Die Mischung sollte auch als Cremegel angewendet werden.	Kalium sulfuricum – Nr. 6 Natrium chloratum – Nr. 8 Natrium phosphoricum – Nr. 9 Natrium sulfuricum – Nr. 10	10–20 10 20 20
Juckreiz: beißend (Überschuss an abzubauenden Schlacken)	Natrium sulfuricum – Nr. 10	20–30
Juckreiz: salzig, brennend	Natrium chloratum – Nr. 8	20–30
Juckreiz: sauer (Säureüberschuss)	Natrium phosphoricum – Nr. 9	20–30
Kallusbildung	Siehe: Knochenbruch	
Kälteempfindlichkeit	Natrium chloratum – Nr. 8	10–20
Kältegefühl: chronisch	Calcium phosphoricum – Nr. 2	20
Karies: Vorbeugung	Calcium fluoratum – Nr. 1 Calcium phosphoricum – Nr. 2 Magnesium phosphoricum – Nr. 7 Natrium chloratum – Nr. 8 Silicea – Nr. 11	7 10 10 10 7

Innere Anwendungen von A–Z

Betriebsstörung, Krankheiten	Mineralstoffe	Stück/ Tag
Katarrh	Ferrum phosphoricum – Nr. 3 Kalium chloratum – Nr. 4 Kalium sulfuricum – Nr. 6 Natrium chloratum – Nr. 8 Natrium sulfuricum – Nr. 10	10 7 10 10 7
Kater: durch Alkohol	Natrium sulfuricum – Nr. 10	20–30
Kehlkopferkrankung	Siehe: Halsentzündung, Heiserkeit, Husten	
Kiefer: Gelenkgeräusche beim Kauen	Calcium phosphoricum – Nr. 2 Magnesium phosphoricum – Nr. 7 Natrium chloratum – Nr. 8	10 10 20
Kiefergelenk: Arthrose	Siehe: Arthrose	
Kieferhöhle: Vereiterung	Kalium chloratum – Nr. 4 Natrium phosphoricum – Nr. 9 Silicea – Nr. 11 Calcium sulfuricum – Nr. 12	10 20 10 20
Kiefersperre	Calcium phosphoricum – Nr. 2 Magnesium phosphoricum – Nr. 7	10–20 „heiße 7"
Kind: zahnend	Calcium fluoratum – Nr. 1 Ferrum phosphoricum – Nr. 3 Kalium chloratum – Nr. 5 Natrium chloratum – Nr. 8	10 10 7 10
Kinderkrankheiten: 1. Stadium (solange der Organismus mit der Krankheit kämpft)	Ferrum phosphoricum – Nr. 3	10–20
Kinderkrankheiten: 2. Stadium (Gefahr, dass sich die Krankheit im Körper festsetzt)	Kalium chloratum – Nr. 4	10–20
Kinderkrankheiten: 3. Stadium (die Krankheit hat sich festgesetzt, ist chronisch)	Kalium sulfuricum – Nr. 6 Natrium sulfuricum – Nr. 10	20 10
Klaustrophobie: Angst vor Enge	Calcium phosphoricum – Nr. 2 Kalium sulfuricum – Nr. 6	10 20–30

Innere Anwendungen von A–Z

Betriebsstörung, Krankheiten	Mineralstoffe	Stück/Tag
Klimaumstellung	Ferrum phosphoricum – Nr. 3 Kalium chloratum – Nr. 4 Kalium phosphoricum – Nr. 5 Natrium chloratum – Nr. 8 Natrium phosphoricum – Nr. 9 Natrium sulfuricum – Nr. 10	10 10 10 10 10 20
Kloßgefühl im Hals, Globusgefühl	Magnesium phosphoricum – Nr. 7	„heiße 7"
Knacken in den Gelenken	Natrium chloratum – Nr. 8	20
Knickfuß, Schlottergelenk, leicht umknickende Knöchel	Calcium fluoratum – Nr. 1 Calcium phosphoricum – Nr. 2 Natrium chloratum – Nr. 8 Silicea – Nr. 11	10–20 10 10 7
Knie: Schmerzen Die Mischung sollte auch als Cremegel oder Gel angewendet werden.	Calcium fluoratum – Nr. 1 Calcium phosphoricum – Nr. 2 Ferrum phosphoricum – Nr. 3 Natrium chloratum – Nr. 8 Natrium phosphoricum – Nr. 9 Silicea – Nr. 11	7 10 20–30 10–20 10–20 7
Knieentzündung: rheumatisch	Ferrum phosphoricum – Nr. 3 Natrium phosphoricum – Nr. 9 Calcium carbonicum – Nr. 22 Natrium bicarbonicum – Nr. 23	10–20 10 7 7
Kniegeschwulst	Ferrum phosphoricum – Nr. 3 Kalium chloratum – Nr. 4 Natrium chloratum – Nr. 8 Natrium sulfuricum – Nr. 10	10 10 7 10
Knöchel: einknickend	Siehe: Knickfuß	
Knochen: Überbein	Siehe: Überbein	
Knochenbildung: mangelnde	Calcium fluoratum – Nr. 1 Calcium phosphoricum – Nr. 2 Kalium phosphoricum – Nr. 5 Magnesium phosphoricum – Nr. 7 Natrium chloratum – Nr. 8	7 10 5 5 10

Innere Anwendungen von A–Z

Betriebsstörung, Krankheiten	Mineralstoffe	Stück/ Tag
	Silicea – Nr. 11	7
	Calcium carbonicum – Nr. 22	7
Knochenbruch: für das Zusammenwachsen Die Mischung fördert die Kallusbildung und damit die Heilung. Sie sollte, wenn der Bruch nicht eingegipst ist, oder nach Abnahme des Gipses auch als Cremegel oder Gel angewendet werden.	Calcium fluoratum – Nr. 1 Calcium phosphoricum – Nr. 2 Ferrum phosphoricum – Nr. 3 Kalium phosphoricum – Nr. 5 Magnesium phosphoricum – Nr. 7 Natrium chloratum – Nr. 8 Silicea – Nr. 11 Calcium carbonicum – Nr. 22	7 10–20 10 10 10 10 10 7
Knochenbruch: Schmerzen an alten Bruchstellen Die Mischung sollte auch als Cremegel oder Gel angewendet werden.	Ferrum phosphoricum – Nr. 3 Natrium chloratum – Nr. 8 Natrium phosphoricum – Nr. 9 Silicea – Nr. 11 Calcium carbonicum – Nr. 22	20 10 10–20 7–10 7
Knorpel: Gelenkgeräusche, Reiben, Knacken, Knorpelschäden Der Mineralstoff sollte auch als Cremegel oder Gel angewendet werden.	Natrium chloratum – Nr. 8	20–30
Knorpel: Geschwulst, aufgetrieben Die Mischung sollte auch als Cremegel oder Gel angewendet werden. Ernährung beachten!	Natrium chloratum – Nr. 8 Natrium phosphoricum – Nr. 9 Silicea – Nr. 11 Lithium chloratum – Nr. 16 Siehe auch: Gicht, Rheumatismus	20 20 7 7
Knorpelschäden: durch Verletzung, Überbeanspruchung	Calcium fluoratum – Nr. 1 Kalium phosphoricum – Nr. 5 Natrium chloratum – Nr. 8 Silicea – Nr. 11	7 10–20 20–30 10

Innere Anwendungen von A–Z

Betriebsstörung, Krankheiten	Mineralstoffe	Stück/ Tag
Kolikschmerzen	Magnesium phosphoricum – Nr. 7	„heiße 7"
Konzentrationsschwäche, mangelnde Konzentrationsfähigkeit	Ferrum phosphoricum – Nr. 3 Siehe auch: Lernschwierigkeiten	10–30
Kopfgrind Die Kopfhaut mit aufgelösten Mineralstoffen behandeln (Haarwäsche).	Calcium phosphoricum – Nr. 2 Kalium sulfuricum – Nr. 6 Natrium chloratum – Nr. 8	7 7 10

Treten Kopfschmerzen häufig auf, sollten sie als ernstes Zeichen einer Störung beachtet werden. Ihre Unterdrückung durch Schmerzmittel ist auf Dauer unbefriedigend und könnte sogar gefährlich sein. Eine medizinische Abklärung ist notwendig. Grundsätzlich muss bei Kopfschmerzen der Schlafplatz beachtet werden, vor allem die elektromagnetische Belastung. Am besten werden alle elektrischen Geräte vom Schlafplatz entfernt oder ausgesteckt. Eventuell ein Netzfreischaltgerät montieren lassen. Spiegel machen eine Entspannung und Regeneration während des Schlafes unmöglich.

Betriebsstörung, Krankheiten	Mineralstoffe	Stück/ Tag
Kopfschmerzen	Ursachen beheben	
Kopfschmerzen: allgemein, Mischung „für alle Fälle"	Calcium phosphoricum – Nr. 2 Ferrum phosphoricum – Nr. 3 Kalium phosphoricum – Nr. 5 Kalium sulfuricum – Nr. 6 Magnesium phosphoricum – Nr. 7 Natrium chloratum – Nr. 8 Natrium sulfuricum – Nr. 10	10–20 20 10 10 „heiße 7" 10 20

Innere Anwendungen von A–Z

Betriebsstörung, Krankheiten	Mineralstoffe	Stück/Tag
Kopfschmerzen: dumpf	Natrium sulfuricum – Nr. 10	10–30
Kopfschmerzen: klopfend	Ferrum phosphoricum – Nr. 3	10–30
Kopfschmerzen: migräneartig	Magnesium phosphoricum – Nr. 7	„heiße 7"
Kopfschmerzen: vom Nacken ausgehend	Calcium phosphoricum – Nr. 2	10–20
Kopfschmerzen: pochend	Ferrum phosphoricum – Nr. 3	10–30
Kopfschuppen	Natrium chloratum – Nr. 8	20
Kopfschweiß: übelriechend	Silicea – Nr. 11	10–20

Grundsätzlich müssen starke **Krampfadern**, vor allem wenn die Gefahr besteht, dass sie aufreißen könnten, operiert werden. Bei vielen Menschen sind sie nach einer Operation aber wieder entstanden, eventuell in abgeschwächter Form. Deshalb sollte nach einer Operation unbedingt eine Behandlung mit den Mineralstoffen nach Dr. Schüßler erfolgen. Die Operation hat nicht die Ursachen des Problems beseitigt, sondern nur dessen Folgen.

Betriebsstörung, Krankheiten	Mineralstoffe	Stück/Tag
Krampfadern Die Mischung sollte auch als Gel oder Cremegel angewendet werden.	Calcium fluoratum – Nr. 1 Kalium chloratum – Nr. 4 Natrium phosphoricum – Nr. 9 Silicea – Nr. 11	10 10 10 20
Krämpfe	Siehe: Menstruationsbeschwerden	

Innere Anwendungen von A–Z

Betriebsstörung, Krankheiten	Mineralstoffe	Stück/Tag
Krämpfe: kolikartig	Magnesium phosphoricum – Nr. 7	„heiße 7"
Krämpfe: Muskeln	Calcium phosphoricum – Nr. 2 Natrium phosphoricum – Nr. 9	10–30 10
Krampfhusten	Siehe: Husten	
Kreislaufschwäche	Calcium phosphoricum – Nr. 2 Ferrum phosphoricum – Nr. 3 Kalium phosphoricum – Nr. 5 Magnesium phosphoricum – Nr. 7 Natrium chloratum – Nr. 8	10 10 20 „heiße 7" 10
Kreuzschmerzen: allgemein Die Mischung sollte auch als Gel oder Cremegel angewendet werden.	Calcium fluoratum – Nr. 1 Calcium phosphoricum – Nr. 2 Ferrum phosphoricum – Nr. 3 Natrium chloratum – Nr. 8 Natrium phosphoricum – Nr. 9 Silicea – Nr. 11 Calcium carbonicum – Nr. 22	7 10 10 10 20 10 7
Kribbeln und Taubheitsgefühl in Händen oder Füßen	Calcium phosphoricum – Nr. 2	10–30
Kropf	Kalium chloratum – Nr. 4 Kalium bromatum – Nr. 14 Kalium jodatum – Nr. 15	7 7 5
Lähmungserscheinungen Begleitend zur ärztlichen Behandlung! Auch äußerlich anwenden!	Kalium phosphoricum – Nr. 5 Natrium chloratum – Nr. 8 Silicea – Nr. 11	20–30 20 10
Lampenfieber	Magnesium phosphoricum – Nr. 7	„heiße 7"
Leberbeschwerden	Kalium chloratum – Nr. 4 Kalium sulfuricum – Nr. 6 Natrium sulfuricum – Nr. 10	10 10 20
Leberflecke. Der Mineralstoff sollte auch als Gel oder Cremegel angewendet werden.	Kalium sulfuricum – Nr. 6	10–20

Innere Anwendungen von A–Z

Ein **Bruch** entsteht durch eine Schwäche des Bindegewebes, die durch einen medizinischen Eingriff nicht behoben ist. Ist der Bruch groß, wird eine Operation aber nicht zu umgehen sein. Auf eine grundsätzliche Versorgung mit Silicea – Nr. 11 sollte auf jeden Fall geachtet werden!

Betriebsstörung, Krankheiten	Mineralstoffe	Stück/Tag
Leistenbruch Die Mischung sollte auch als Gel oder Cremegel angewendet werden.	Calcium fluoratum – Nr. 1 Kalium phosphoricum – Nr. 5 Natrium chloratum – Nr. 8 Silicea – Nr. 11	7 10 10 20–30
Lernschwierigkeiten, Lernmischung	Ferrum phosphoricum – Nr. 3 Kalium phosphoricum – Nr. 5 Kalium sulfuricum – Nr. 6 Natrium chloratum – Nr. 8	10 10 10 10
Lichtempfindlichkeit	Ferrum phosphoricum – Nr. 3 Natrium chloratum – Nr. 8 Natrium phosphoricum – Nr. 9 Silicea – Nr. 11	10 7 7 20
Lider: zuckend	Siehe: Zucken der …	
Lidrandentzündung	Ferrum phosphoricum – Nr. 3 Natrium chloratum – Nr. 8 Natrium phosphoricum – Nr. 9 Silicea – Nr. 11	10–20 7 7 7
Lippen: blau	Calcium fluoratum – Nr. 1	10–20
Lippen: trocken, rissig Verwendung als Lippenbalsam	Calcium fluoratum – Nr. 1 Ferrum phosphoricum – Nr. 3 Natrium chloratum – Nr. 8	10–20 10 7
Lufthunger, Bedürfnis nach frischer Luft Über längere Zeit anwenden!	Kalium sulfuricum – Nr. 6	10–30
Luftzug: Empfindlichkeit	Natrium chloratum – Nr. 8	10–20

Innere Anwendungen von A–Z

Betriebsstörung, Krankheiten	Mineralstoffe	Stück/Tag
Lymphdrüsen: verhärtet Der Mineralstoff sollte auch als Gel oder Cremegel angewendet werden.	Calcium fluoratum – Nr. 1	10–20
Lymphdrüsenschwellung Die Mischung sollte auch als Gel oder Cremegel angewendet werden.	Calcium phosphoricum – Nr. 2 Kalium chloratum – Nr. 4 Natrium phosphoricum – Nr. 9 Natrium sulfuricum – Nr. 10	10 10 10–20 10
Lymphstau: durch zu viel Säure	Natrium phosphoricum – Nr. 9 Calcium sulfuricum – Nr. 12 Natrium bicarbonicum – Nr. 23	20 10–20 10
Magen: Blutung Arzt!	Calcium phosphoricum – Nr. 2 Ferrum phosphoricum – Nr. 3 Kalium phosphoricum – Nr. 5 Natrium phosphoricum – Nr. 9 Kalium arsenicosum – Nr. 13	10 20 10 20 7
Magen: Geschwür Arzt!	Kalium phosphoricum – Nr. 5 Natrium chloratum – Nr. 8 Natrium phosphoricum – Nr. 9 Silicea – Nr. 11 Calcium sulfuricum – Nr. 12	10 20 20 10 20–30
Magendruck	Natrium chloratum – Nr. 8	10–30
Magenkatarrh	Siehe: Gastritis	
Magensäure	Siehe: Sodbrennen	
Magenschmerzen: krampfend, zu starke Säure	Ferrum phosphoricum – Nr. 3 Natrium phosphoricum – Nr. 9	10 20–30
Magenverstimmung: vor allem nach schwerem Essen	Ferrum phosphoricum – Nr. 3 Kalium sulfuricum – Nr. 6 Magnesium phosphoricum – Nr. 7 Natrium chloratum – Nr. 8	5 10–20 5 7

Innere Anwendungen von A–Z

Betriebsstörung, Krankheiten	Mineralstoffe	Stück/ Tag
	Natrium phosphoricum – Nr. 9	7
	Natrium sulfuricum – Nr. 10	5
	Natrium bicarbonicum – Nr. 23	5
Magersucht Arzt! Die Mischung dient der Unterstützung der ärztlichen bzw. psychologischen Begleitung. Es sollte mit einem Viertel der Dosierung begonnen und dann langsam gesteigert werden.	Calcium fluoratum – Nr. 1	10
	Calcium phosphoricum – Nr. 2	20
	Ferrum phosphoricum – Nr. 3	10
	Kalium chloratum – Nr. 4	10
	Kalium phosphoricum – Nr. 5	10
	Kalium sulfuricum – Nr. 6	7
	Magnesium phosphoricum – Nr. 7	"heiße 7"
	Natrium chloratum – Nr. 8	10
	Natrium phosphoricum – Nr. 9	10
	Natrium sulfuricum – Nr. 10	10
	Silicea – Nr. 11	7
	Calcium sulfuricum – Nr. 12	7
Mandelentzündung	Ferrum phosphoricum – Nr. 3	10–20
	Kalium chloratum – Nr. 4	10
	Natrium phosphoricum – Nr. 9	10
	Calcium sulfuricum – Nr. 12	10
	Siehe auch: Angina	
Mandeln: eitrig	Natrium phosphoricum – Nr. 9	10
	Silicea – Nr. 11	7
	Calcium sulfuricum – Nr. 12	20–30
	Siehe auch: Angina	
Masern	Calcium phosphoricum – Nr. 2	7
	Ferrum phosphoricum – Nr. 3	10
	Kalium chloratum – Nr. 4	10
	Kalium sulfuricum – Nr. 6	7
	Magnesium phosphoricum – Nr. 7	"heiße 7"
Mattigkeit: durch Säureüberschuss	Natrium phosphoricum – Nr. 9	10–30
Meniskus: Verletzung Die Mischung sollte zuerst als Brei aufgelegt und dann auch als Gel oder Cremegel angewendet werden.	Calcium fluoratum – Nr. 1	7
	Calcium phosphoricum – Nr. 2	7
	Ferrum phosphoricum – Nr. 3	10
	Kalium chloratum – Nr. 4	7
	Natrium chloratum – Nr. 8	20–30
	Silicea – Nr. 11	10

Innere Anwendungen von A–Z

Betriebsstörung, Krankheiten	Mineralstoffe	Stück/Tag
Menstruation: starke Blutung	Calcium fluoratum – Nr. 1 Calcium phosphoricum – Nr. 2 Ferrum phosphoricum – Nr. 3 Kalium phosphoricum – Nr. 5 Silicea – Nr. 11 Calcium sulfuricum – Nr. 12	10 10–20 10–30 10 7 10
Menstruation: verfrühtes Einsetzen, lange Dauer	Calcium phosphoricum – Nr. 2	20–30
Menstruation: Zwischenblutungen	Calcium fluoratum – Nr. 1 Magnesium phosphoricum – Nr. 7 Silicea – Nr. 11	10–20 „heiße 7" 10
Menstruationsbeschwerden: kolikartige Krämpfe	Calcium phosphoricum – Nr. 2 Magnesium phosphoricum – Nr. 7	10–20 „heiße 7"
Migräne	Siehe: Kopfschmerzen	
Migräne: beginnend	Calcium phosphoricum – Nr. 2 Magnesium phosphoricum – Nr. 7 (jede Viertel- bis halbe Stunde) Kalium bromatum – Nr. 14	20–30 „heiße 7" 10
Milchallergie	Calcium phosphoricum – Nr. 2	10–20
Milchbildung beim Stillen	Siehe: Stillen	
Milchschorf Die Mischung sollte auch als Gel oder Cremegel angewendet werden.	Calcium phosphoricum – Nr. 2 Natrium chloratum – Nr. 8 Natrium phosphoricum – Nr. 9	10 7 7
Milchunverträglichkeit, Ablehnung	Calcium phosphoricum – Nr. 2	20
Mitesser, Pickel Die Mischung sollte auch als Gel oder Cremegel angewendet werden.	Ferrum phosphoricum – Nr. 3 Kalium chloratum – Nr. 4 Natrium phosphoricum – Nr. 9 Silicea – Nr. 11	10 7 10–30 5

Innere Anwendungen von A–Z

Betriebsstörung, Krankheiten	Mineralstoffe	Stück/Tag
Mittelohrentzündung	Ferrum phosphoricum – Nr. 3 Natrium phosphoricum – Nr. 9 Natrium sulfuricum – Nr. 10	10–20 10 10–20
Mittelohrentzündung: chronisch	Ferrum phosphoricum – Nr. 3 Natrium phosphoricum – Nr. 9 Silicea – Nr. 11 Calcium sulfuricum – Nr. 12	10–20 10 7 7
Mückenstiche	Siehe: Insektenstiche	
Müdigkeit: beim Autofahren	Siehe: Autofahrermischung	
Müdigkeit: durch Erschöpfung	Calcium phosphoricum – Nr. 2 Kalium phosphoricum – Nr. 5 Natrium chloratum – Nr. 8 Calcium carbonicum – Nr. 22	10 20–30 20 10
Müdigkeit: durch Sauerstoffmangel Tritt vorwiegend am späten Nachmittag auf.	Ferrum phosphoricum – Nr. 3 Kalium sulfuricum – Nr. 6 Natrium sulfuricum – Nr. 10	20 20–30 10
Müdigkeit: durch Übersäuerung	Natrium phosphoricum – Nr. 9	20–30
Morgenmuffel	Magnesium phosphoricum – Nr. 7 Natrium chloratum – Nr. 8	„heiße 7" 10
Mumps Die Mischung sollte auch als Gel oder Cremegel angewendet werden.	Ferrum phosphoricum – Nr. 3 Kalium chloratum – Nr. 4 Natrium chloratum – Nr. 8 Silicea – Nr. 11	10–20 10 7 7
Mund: Geschmack	Siehe: Geschmack	
Mund: trocken	Natrium chloratum – Nr. 8 Kalium-Aluminium sulf. – Nr. 20	10–30 7
Mundbläschen	Siehe: Aphthen	

Innere Anwendungen von A–Z

Betriebsstörung, Krankheiten	Mineralstoffe	Stück/Tag
Mundfäule Können die Tabletten nicht mehr gelutscht werden, auflösen und eintropfen.	Ferrum phosphoricum – Nr. 3 Kalium phosphoricum – Nr. 5 Natrium chloratum – Nr. 8 Calcium sulfuricum – Nr. 12	10 20–40 10–30 10–20
Mundgeruch: übel riechend (verschwindet nicht durch Zähneputzen)	Kalium phosphoricum – Nr. 5	10–20
Mundschleimhautentzündung	Siehe: Aphthen	
Mundwinkel: wund Die Mischung sollte auch als Gel oder Cremegel angewendet werden.	Calcium fluoratum – Nr. 1 Ferrum phosphoricum – Nr. 3	10 10
Mundwinkel: zuckende	Siehe: Zucken der ...	
Muskelkater	Kalium sulfuricum – Nr. 6 Natrium phosphoricum – Nr. 9 Natrium sulfuricum – Nr. 10 Calcium sulfuricum – Nr. 12	30 20 20 20
Muskelkater: Vorbeugung	Ferrum phosphoricum – Nr. 3	10–20
Muskelkrämpfe	Calcium phosphoricum – Nr. 2 Cuprum arsenicosum – Nr. 19	20–30 10
Muskelrheuma	Siehe: Gicht	
Muskelschwäche Die Mischung sollte auch als Gel oder Cremegel angewendet werden.	Ferrum phosphoricum – Nr. 3 Kalium phosphoricum – Nr. 5 Kalium sulfuricum – Nr. 6 Natrium chloratum – Nr. 8	10 20 10 10
Muskelverhärtung Die Mischung sollte auch als Gel oder Cremegel angewendet werden.	Calcium fluoratum – Nr. 1 Calcium phosphoricum – Nr. 2 Ferrum phosphoricum – Nr. 3 Natrium chloratum – Nr. 8 Silicea – Nr. 11	20 10 7 7 7

Innere Anwendungen von A–Z

Betriebsstörung, Krankheiten	Mineralstoffe	Stück/Tag
Muskelzucken: vor dem Einschlafen, im Halbschlaf	Silicea – Nr. 11	10–30
Muttermal Die Mischung sollte vor allem als Gel oder Cremegel angewendet werden.	Kalium phosphoricum – Nr. 5 Kalium sulfuricum – Nr. 6 Natrium chloratum – Nr. 8 Natrium sulfuricum – Nr. 10	10 20–30 10 30
Myom	Calcium fluoratum – Nr. 1 Kalium chloratum – Nr. 4 Natrium sulfuricum – Nr. 10	10 10 20–30
Nabelbruch	Siehe: Leistenbruch	
Nachtblindheit	Kalium phosphoricum – Nr. 5 Natrium chloratum – Nr. 8 Natrium sulfuricum – Nr. 10 Silicea – Nr. 11	10 10 20 7
Nachtschweiß	Calcium phosphoricum – Nr. 2 Kalium phosphoricum – Nr. 5 Natrium chloratum – Nr. 8 Natrium phosphoricum – Nr. 9 Silicea – Nr. 11	10 10 10–20 10 10–20
Nackenschmerzen: Schmerzen ziehen in den Hinterkopf	Calcium phosphoricum – Nr. 2 Ferrum phosphoricum – Nr. 3 Kalium phosphoricum – Nr. 5 Natrium chloratum – Nr. 8	20–30 20 10–20 10
Nackenschmerzen: verbunden mit Steifheit Die Mischung sollte auch als Gel oder Cremegel angewendet werden.	Calcium phosphoricum – Nr. 2 Ferrum phosphoricum – Nr. 3 Magnesium phosphoricum – Nr. 7 Natrium chloratum – Nr. 8 Natrium phosphoricum – Nr. 9	10 20 10 10 20
Nägel: brüchig, lösen sich in Schichten auf	Silicea – Nr. 11	10–20

Innere Anwendungen von A–Z

Betriebsstörung, Krankheiten	Mineralstoffe	Stück/ Tag
Nägel: eingewachsen bei Entzündung zusätzlich bei Eiterung zusätzlich Die Mischung sollte unbedingt auch als Gel oder Cremegel angewendet werden.	Calcium fluoratum – Nr. 1 Ferrum phosphoricum – Nr. 3 Kalium chloratum – Nr. 4 Silicea – Nr. 11 Calcium sulfuricum – Nr. 12	10 10–20 10 10 20
Nägel: übermäßig biegsam, spröde	Calcium fluoratum – Nr. 1	7–10
Nagelgeschwür Die Mischung sollte auch als Gel oder Cremegel angewendet werden.	Ferrum phosphoricum – Nr. 3 Natrium phosphoricum – Nr. 9 Silicea – Nr. 11 Calcium sulfuricum – Nr. 12	10 10 7 10–20
Nagelpilz	Ferrum phosphoricum – Nr. 3 Kalium phosphoricum – Nr. 5 Natrium chloratum – Nr. 8 Natrium sulfuricum – Nr. 10	10 20 10 7
Nahrungsumstellung Begleitend vor allem bei Urlaubsaufenthalt in fremden Ländern.	Ferrum phosphoricum – Nr. 3 Kalium chloratum – Nr. 4 Kalium phosphoricum – Nr. 5 Natrium chloratum – Nr. 8 Natrium phosphoricum – Nr. 9 Natrium sulfuricum – Nr. 10	10 10 10 10 10 20
Narben, übermäßige Narbenbildung, Verhärtungen Die Mischung sollte vor allem als Gel oder Cremegel angewendet werden.	Calcium fluoratum – Nr. 1 Kalium phosphoricum – Nr. 5 Natrium chloratum – Nr. 8 Silicea – Nr. 11	10 7 10 7
Nasenbluten	Calcium phosphoricum – Nr. 2 Kalium chloratum – Nr. 4 Natrium chloratum – Nr. 8	10–20 10 10

Innere Anwendungen von A–Z

Betriebsstörung, Krankheiten	Mineralstoffe	Stück/Tag
Nasenpolypen	Calcium phosphoricum – Nr. 2	10–20
	Ferrum phosphoricum – Nr. 3	10
	Kalium chloratum – Nr. 4	10
Nebenhöhlen: eitrig Die Mischung sollte auch als Gel oder Cremegel angewendet werden.	Ferrum phosphoricum – Nr. 3	20
	Kalium sulfuricum – Nr. 6	10
	Natrium chloratum – Nr. 8	20–30
	Natrium sulfuricum – Nr. 10	10–20
	Calcium sulfuricum – Nr. 12	20
Nebenhöhlen: Entzündung	Ferrum phosphoricum – Nr. 3	20
	Natrium chloratum – Nr. 8	20
Nebenhöhlen: Schmerzen	Ferrum phosphoricum – Nr. 3	10
	Kalium sulfuricum – Nr. 6	10
	Natrium chloratum – Nr. 8	20
Nervenschmerzen	Ferrum phosphoricum – Nr. 3	10
	Kalium phosphoricum – Nr. 5	10
	Magnesium phosphoricum – Nr. 7	„heiße 7"
	Silicea – Nr. 11	7
Nervenschwäche	Kalium phosphoricum – Nr. 5	10–20
	Natrium chloratum – Nr. 8	10
	Manganum sulfuricum – Nr. 17	7
Nervosität: extrem	Ferrum phosphoricum – Nr. 3	10
	Kalium phosphoricum – Nr. 5	10–20
	Magnesium phosphoricum – Nr. 7	„heiße 7"
	Natrium chloratum – Nr. 8	7
	Natrium phosphoricum – Nr. 9	10
	Silicea – Nr. 11	7
	Kalium bromatum – Nr. 14	7
	Kalium jodatum – Nr. 15	5
Nesselfieber, Nesselausschlag	Calcium phosphoricum – Nr. 2	7
	Ferrum phosphoricum – Nr. 3	10
	Kalium chloratum – Nr. 4	10
	Kalium phosphoricum – Nr. 5	7
	Magnesium phosphoricum – Nr. 7	10
	Natrium chloratum – Nr. 8	10
	Natrium sulfuricum – Nr. 10	20

Innere Anwendungen von A–Z

Betriebsstörung, Krankheiten	Mineralstoffe	Stück/Tag
Neurodermitis Die Mischung sollte auch als Gel oder Cremegel angewendet werden.	Calcium phosphoricum – Nr. 2 Kalium chloratum – Nr. 4 Kalium sulfuricum – Nr. 6 Natrium chloratum – Nr. 8 Natrium phosphoricum – Nr. 9 Natrium sulfuricum – Nr. 10 Calcium sulfuricum – Nr. 12 Arsenum jodatum – Nr. 24	10 10 10 10 20 20 10 7
Niedergeschlagenheit: bei Abenddämmerung	Kalium sulfuricum – Nr. 6	10–20
Niedergeschlagenheit: vor allem im Herbst, bei trübem Wetter, Mutlosigkeit	Kalium phosphoricum – Nr. 5 Kalium sulfuricum – Nr. 6 Silicea – Nr. 11 Kalium jodatum – Nr. 15 Calcium carbonicum – Nr. 22	20 10 10 7 7
Nierengrieß: Förderung der Ausscheidung.	Magnesium phosphoricum – Nr. 7 Natrium phosphoricum – Nr. 9 Silicea – Nr. 11	„heiße 7" 10 10
Nierenschmerzen Arzt!	Ferrum phosphoricum – Nr. 3 Natrium chloratum – Nr. 8 Natrium phosphoricum – Nr. 9	10–20 10–30 10
Nierensteine: Vorbeugung	Natrium phosphoricum – Nr. 9 Natrium bicarbonicum – Nr. 23	10–20 7–10
Ödem, Wasseransammlung	Natrium chloratum – Nr. 8	20–50
Ödem: der Augenlider	Natrium sulfuricum – Nr. 10	20–30
Ohrendruck: zu hoch	Natrium sulfuricum – Nr. 10	10–20
Ohrenfluss: bräunlich-gelb	Kalium sulfuricum – Nr. 6	10
Ohrenfluss: eitrig	Natrium phosphoricum – Nr. 9 Silicea – Nr. 11 Calcium sulfuricum – Nr. 12	10 7 20
Ohrenfluss: grünlich-gelb	Natrium sulfuricum – Nr. 10	10

Innere Anwendungen von A–Z

Betriebsstörung, Krankheiten	Mineralstoffe	Stück/Tag
Ohrenfluss: weißlich	Kalium chloratum – Nr. 4	10
Ohrensausen	Calcium phosphoricum – Nr. 2 Ferrum phosphoricum – Nr. 3 Magnesium phosphoricum – Nr. 7 Natrium phosphoricum – Nr. 9 Silicea – Nr. 11	10 7 7 10 10
Ohrenschmerzen	Ferrum phosphoricum – Nr. 3	10–30
Ohrenschmerzen: mit Druck im Ohr	Ferrum phosphoricum – Nr. 3 Natrium sulfuricum – Nr. 10	10–20 10
Ohrgeräusche	Calcium fluoratum – Nr. 1 Ferrum phosphoricum – Nr. 3 Kalium chloratum – Nr. 4 Natrium sulfuricum – Nr. 10 Silicea – Nr. 11	7 10 10 20 7
Ohrgeräusche: brummend	Ferrum phosphoricum – Nr. 3	20–30
Ohrgeräusche: pfeifend	Calcium fluoratum – Nr. 1 Natrium phosphoricum – Nr. 9 Silicea – Nr. 11	10 20–30 10
Ohrgeräusche: mit beginnender Schwerhörigkeit	Calcium fluoratum – Nr. 1 Ferrum phosphoricum – Nr. 3 Kalium chloratum – Nr. 4 Natrium phosphoricum – Nr. 9 Natrium sulfuricum – Nr. 10 Silicea – Nr. 11	7 10 20–30 10 20 7
Operation: zur langfristigen Vorbereitung	Calcium phosphoricum – Nr. 2 Ferrum phosphoricum – Nr. 3 Kalium phosphoricum – Nr. 5 Natrium chloratum – Nr. 8 Silicea – Nr. 11 Calcium carbonicum – Nr. 22	10 20 10 10 7 7
Operation: Nachbehandlung	Siehe: Regeneration	

Innere Anwendungen von A–Z

Betriebsstörung, Krankheiten	Mineralstoffe	Stück/Tag
Orangenhaut, Cellulite, Zellulitis Die Mischung sollte vor allem auch als Cremegel angewendet werden.	Calcium fluoratum – Nr. 1 Calcium phosphoricum – Nr. 2 Natrium phosphoricum – Nr. 9 Silicea – Nr. 11 Calcium sulfuricum – Nr. 12 Natrium bicarbonicum – Nr. 23	7 7 20 10 10–30 7
Organverlagerung, Organsenkung	Calcium fluoratum – Nr. 1 Silicea – Nr. 11	10–20 10
Osteoporose Die Mischung sollte auch als Gel oder Cremegel angewendet werden.	Calcium fluoratum – Nr. 1 Calcium phosphoricum – Nr. 2 Ferrum phosphoricum – Nr. 3 Kalium phosphoricum – Nr. 5 Magnesium phosphoricum – Nr. 7 Natrium chloratum – Nr. 8 Natrium phosphoricum – Nr. 9 Silicea – Nr. 11 Kalium jodatum – Nr. 15 Calcium carbonicum – Nr. 22	7 20 7 7 „heiße 7" 10 7 7 7 7
Paradentose, Parodontose	Siehe: Zahnfleischschwund	
Penis: Phimose, Vorhautverengung. Die Mischung sollte auch als Gel oder Cremegel angewendet werden.	Calcium fluoratum – Nr. 1 Kalium phosphoricum – Nr. 5 Natrium chloratum – Nr. 8 Silicea – Nr. 11	7 10 10 7
Pickel	Siehe: Mitesser	
Pigmentflecken, Pigmentstörungen	Kalium chloratum – Nr. 4 Kalium sulfuricum – Nr. 6 Natrium sulfuricum – Nr. 10	10 20 20
Pilzerkrankungen: Darmpilz. Diätvorschriften beachten! Der Milchzucker der Tabletten stellt keine Belastung dar, kann aber durch Auflösen vermieden werden.	Ferrum phosphoricum – Nr. 3 Kalium phosphoricum – Nr. 5 Kalium sulfuricum – Nr. 6 Natrium chloratum – Nr. 8 Natrium phosphoricum – Nr. 9 Natrium sulfuricum – Nr. 10	10 10 20 10 10 20

Innere Anwendungen von A–Z

Betriebsstörung, Krankheiten	Mineralstoffe	Stück/Tag
Pilzerkrankungen: Fußpilz Die Mischung sollte auch als Gel oder Cremegel angewendet werden.	Ferrum phosphoricum – Nr. 3 Kalium phosphoricum – Nr. 5 Kalium sulfuricum – Nr. 6 Natrium chloratum – Nr. 8 Natrium phosphoricum – Nr. 9 Natrium sulfuricum – Nr. 10	10 20 10 10 7 20
Pilzerkrankungen: Mundschleimhaut	Siehe: Soor	
Pilzerkrankungen: Nagelpilz	Siehe: Nagelpilz	
Pilzerkrankungen: Scheide	Siehe: Scheidenpilz	
Plattfuß Der Mineralstoff sollte auch als Gel oder Cremegel angewendet werden.	Calcium fluoratum – Nr. 1 Kalium phosphoricum – Nr. 5 Natrium chloratum – Nr. 8 Silicea – Nr. 11	10–20 10 10 7
Platzangst, Agoraphobie	Kalium phosphoricum – Nr. 5	10–30
PMS, praemenstruelles Syndrom	Calcium phosphoricum – Nr. 2 Ferrum phosphoricum – Nr. 3 Kalium chloratum – Nr. 4 Kalium phosphoricum – Nr. 5 Magnesium phosphoricum – Nr. 7 Natrium phosphoricum – Nr. 9 Silicea – Nr. 11	10 10 10 7 „heiße 7" 10 7
Polypen	Calcium phosphoricum – Nr. 2 Natrium phosphoricum – Nr. 9 Silicea – Nr. 11	20–30 10 7
Prellung	Siehe: Zerrung	
Prostata: Vergrößerung	Calcium fluoratum – Nr. 1 Magnesium phosphoricum – Nr. 7 Natrium chloratum – Nr. 8 Natrium sulfuricum – Nr. 10	7 20 10 7

Innere Anwendungen von A–Z

Betriebsstörung, Krankheiten	Mineralstoffe	Stück/ Tag
Prüfungen	Siehe: Lernschwierigkeiten	
Prüfungsangst	Magnesium phosphoricum – Nr. 7	„heiße 7"
Pseudokrupp Arzt! Erste Hilfe: Fenster öffnen, feuchte Tücher auflegen und aufhängen	Calcium phosphoricum – Nr. 2 Ferrum phosphoricum – Nr. 3 Magnesium phosphoricum – Nr. 7 Natrium chloratum – Nr. 8	10 10 „heiße 7" 20
Psoriasis, Schuppenflechte Die Mischung sollte vor allem auch als Gel oder Cremegel angewendet werden.	Kalium sulfuricum – Nr. 6 Magnesium phosphoricum – Nr. 7 Natrium phosphoricum – Nr. 9 Natrium sulfuricum – Nr. 10 Silicea – Nr. 11	20–30 10 20 20 10
Pulsschlag: beschleunigt, schnell	Calcium phosphoricum – Nr. 2	10–20
Quetschung	Siehe: Verletzungen	
Rachenkatarrh	Siehe: Halsentzündung	
Rachitis	Siehe: Englische Krankheit	
Rauchen: Unterstützung bei Entwöhnung	Magnesium phosphoricum – Nr. 7	„heiße 7"
Raucherhusten	Kalium chloratum – Nr. 4 Kalium sulfuricum – Nr. 6 Natrium sulfuricum – Nr. 10 Calcium sulfuricum – Nr. 12	10 20 10 10
Rauschen im Ohr	Ferrum phosphoricum – Nr. 3	10–20
Räuspern: krampfhaft	Kalium jodatum – Nr. 15	5–10
Regelbeschwerden	Siehe: Menstruationsbeschwerden	
Regeneration: nach leichter Krankheit	Calcium phosphoricum – Nr. 2 Ferrum phosphoricum – Nr. 3 Kalium chloratum – Nr. 4 Kalium phosphoricum – Nr. 5 Natrium chloratum – Nr. 8 Natrium sulfuricum – Nr. 10	7 10 7 20 20 20

Innere Anwendungen von A–Z

Betriebsstörung, Krankheiten	Mineralstoffe	Stück/Tag
Regeneration: nach Operation	Calcium phosphoricum – Nr. 2 Ferrum phosphoricum – Nr. 3 Kalium chloratum – Nr. 4 Kalium phosphoricum – Nr. 5 Natrium chloratum – Nr. 8 Natrium sulfuricum – Nr. 10 Calcium carbonicum – Nr. 22	10 20 20 20 20 20 10
Regeneration: nach schwerer Krankheit	Calcium phosphoricum – Nr. 2 Ferrum phosphoricum – Nr. 3 Kalium phosphoricum – Nr. 5 Kalium sulfuricum – Nr. 6 Natrium chloratum – Nr. 8 Natrium sulfuricum – Nr. 10 Calcium carbonicum – Nr. 22	20 20 20 20–30 20 20–30 7–10
Reiseangst	Magnesium phosphoricum – Nr. 7	„heiße 7"
Reisekrankheit	Calcium fluoratum – Nr. 1 Calcium phosphoricum – Nr. 2 Kalium chloratum – Nr. 4 Kalium phosphoricum – Nr. 5 Magnesium phosphoricum – Nr. 7 Natrium phosphoricum – Nr. 9	10 10 10 20 „heiße 7" 20
Rekonvaleszenz, Regeneration: allgemein	Kalium phosphoricum – Nr. 5 Natrium chloratum – Nr. 8	10–20 10–20
Rekonvaleszenz, Regeneration: vor allem zur Wiederherstellung bzw. Auffüllung der Mineralstoffspeicher nach einer Schwangerschaft	Calcium fluoratum – Nr. 1 Calcium phosphoricum – Nr. 2 Ferrum phosphoricum – Nr. 3 Kalium chloratum – Nr. 4 Kalium phosphoricum – Nr. 5 Kalium sulfuricum – Nr. 6 Magnesium phosphoricum – Nr. 7 Natrium chloratum – Nr. 8 Natrium phosphoricum – Nr. 9 Natrium sulfuricum – Nr. 10 Silicea – Nr. 11 Calcium sulfuricum – Nr. 12 Kalium jodatum – Nr. 15 Calcium carbonicum – Nr. 22	7 10 10 10 10 7 10 10 10 10 7 7 5 7

Innere Anwendungen von A–Z

Betriebsstörung, Krankheiten	Mineralstoffe	Stück/Tag
Rheumatismus: Gelenk- und Muskelrheumatismus Die Mischung sollte auch als Gel oder Cremegel angewendet werden.	Ferrum phosphoricum – Nr. 3 Kalium chloratum – Nr. 4 Natrium chloratum – Nr. 8 Natrium phosphoricum – Nr. 9 Silicea – Nr. 11 Calcium sulfuricum – Nr. 12 Lithium chloratum – Nr. 16 Siehe auch: Gicht	10 10 20 30 10 10 7
Rippenprellung Die Mischung sollte auch als Gel oder Cremegel angewendet werden.	Ferrum phosphoricum – Nr. 3 Kalium chloratum – Nr. 5 Natrium chloratum – Nr. 8 Silicea – Nr. 11	20–30 20 20 10
rissige Haut, Lippen: Verwendung auch als Lippenbalsam	Calcium fluoratum – Nr. 1 Ferrum phosphoricum – Nr. 3 Silicea – Nr. 11	20–30 10–20 10
Rosacea, Kupferfinne	Ferrum phosphoricum – Nr. 3 Kalium chloratum – Nr. 4 Kalium sulfuricum – Nr. 6 Natrium phosphoricum – Nr. 9 Natrium sulfuricum – Nr. 10	10 20 10 10 20–30
Röteln Die Mischung sollte auch als Gel oder Cremegel angewendet werden.	Calcium phosphoricum – Nr. 2 Ferrum phosphoricum – Nr. 3 Natrium phosphoricum – Nr. 9 Natrium sulfuricum – Nr. 10 Calcium sulfuricum – Nr. 12	20 10–20 10 10 10–20
Rückenschmerzen Die Mischung sollte auch als Gel oder Cremegel angewendet werden.	Calcium fluoratum – Nr. 1 Calcium phosphoricum – Nr. 2 Ferrum phosphoricum – Nr. 3 Natrium chloratum – Nr. 8 Natrium phosphoricum – Nr. 9 Silicea – Nr. 11 Calcium carbonicum – Nr. 22	7 10 10–20 10 10–20 7 7
Salzhunger	Siehe: Bedürfnis nach …	

Innere Anwendungen von A–Z

Betriebsstörung, Krankheiten	Mineralstoffe	Stück/Tag
Säugling: Bauchkrämpfe Die Mischung sollte auch als Gel oder Cremegel angewendet werden.	Calcium phosphoricum – Nr. 2 Magnesium phosphoricum – Nr. 7 Natrium sulfuricum – Nr. 10	7 7 7
Scharlach Arzt!	Ferrum phosphoricum – Nr. 3 Kalium chloratum – Nr. 4 Kalium phosphoricum – Nr. 5 Kalium sulfuricum – Nr. 6 Natrium chloratum – Nr. 8 Natrium sulfuricum – Nr. 10	10–20 10 10–20 10 10 10
Scheide: trocken, juckend	Natrium chloratum – Nr. 8	10–30
Scheidenpilz Sitzbäder mit je 10 Stück der Mineralstoffe sind sehr hilfreich. Die Behandlung hat oft erst nach Monaten Erfolg, dafür dann dauerhaft.	Ferrum phosphoricum – Nr. 3 Kalium phosphoricum – Nr. 5 Kalium sulfuricum – Nr. 6 Natrium chloratum – Nr. 8 Natrium phosphoricum – Nr. 9 Natrium sulfuricum – Nr. 10	10 20 30 10 10 10–20
Schielen	Calcium phosphoricum – Nr. 2 Kalium phosphoricum – Nr. 5 Magnesium phosphoricum – Nr. 7 Natrium chloratum – Nr. 8 Natrium phosphoricum – Nr. 9	20 7 10 10 10
Schilddrüse: Regulation, Über-, Unterfunktion	Kalium jodatum – Nr. 15	5–10
eventuell zusätzlich	Kalium bromatum – Nr. 14	5–7
Schlaflosigkeit	Calcium phosphoricum – Nr. 2 Ferrum phosphoricum – Nr. 3 Magnesium phosphoricum – Nr. 7 Kalium bromatum – Nr. 14	10–20 10 „heiße 7" 7

Innere Anwendungen von A–Z

Betriebsstörung, Krankheiten	Mineralstoffe	Stück/ Tag
Schlafstörungen	Calcium phosphoricum – Nr. 2 Magnesium phosphoricum – Nr. 7	10–20 „heiße 7"
Schleim: glasklar	Natrium chloratum – Nr. 8	10–30
Schleim: grünlich	Natrium sulfuricum – Nr. 10	10–30
Schleim: ocker, gelblich-bräunlich	Kalium sulfuricum – Nr. 6	10–30
Schleim: weißlich	Kalium chloratum – Nr. 4	10–30
Schleimbeutelentzündung Die Mischung sollte auch als Gel oder Cremegel angewendet werden.	Ferrum phosphoricum – Nr. 3 Kalium chloratum – Nr. 4 Natrium chloratum – Nr. 8 Natrium sulfuricum – Nr. 10 Silicea – Nr. 11	20 10 10 10 7
Schleimhäute: trocken	Natrium chloratum – Nr. 8	20
Schleimhautkatarrh: chronisch	Kalium chloratum – Nr. 4 Kalium sulfuricum – Nr. 6 Natrium chloratum – Nr. 8	10 10 20
Schluckauf	Magnesium phosphoricum – Nr. 7	„heiße 7"
Schluckbeschwerden	Magnesium phosphoricum – Nr. 7	„heiße 7"
Schlundbrennen Die Dosis sollte so lange gesteigert werden, bis eine Linderung eintritt.	Natrium chloratum – Nr. 8	10–30

Bei akuten oder durch Entzündung verursachten Schmerzen hilft Ferrum phosphoricum – Nr. 3, wobei bei länger dauernden Schmerzen die Ursache abgeklärt werden muss. Bei Entzündungen darf keine Wärme angewendet werden. Bei Schmerzen, die durch Degeneration, Beschädigungen oder Mangelerscheinungen verursacht sind, müssen der Mineral-

Innere Anwendungen von A–Z

stoffmangel gefunden und unter Umständen entsprechende medizinische Maßnahmen ergriffen werden.

Betriebsstörung, Krankheiten	Mineralstoffe	Stück/ Tag
Schmerzen: allgemein	Ferrum phosphoricum – Nr. 3	10–30
Schmerzen: blitzartig	Magnesium phosphoricum – Nr. 7	„heiße 7"
Schmerzen: klopfend, pochend, pulsierend	Ferrum phosphoricum – Nr. 3	10–20
Schmerzen: reißend, rheumatisch	Kalium sulfuricum – Nr. 6 Natrium sulfuricum – Nr. 10	10 20
Schnittwunden: als erste Hilfe Als Brei auflegen bzw. Pulver aufstreuen.	Ferrum phosphoricum – Nr. 3	20–30
Schnittwunden: schlechte Heilung	Calcium fluoratum – Nr. 1 Ferrum phosphoricum – Nr. 3 Kalium phosphoricum – Nr. 5 Kalium sulfuricum – Nr. 6 Natrium chloratum – Nr. 8 Silicea – Nr. 11 Calcium sulfuricum – Nr. 12	7 10–20 10 10 10 7 10–20
Schnupfen: allgemein	Ferrum phosphoricum – Nr. 3 Natrium chloratum – Nr. 8 Siehe auch: Absonderungen	10 20–30
Schock: allgemein zur Lockerung	Ferrum phosphoricum – Nr. 3 Kalium phosphoricum – Nr. 5 Calcium sulfuricum – Nr. 12	10 20 30
Schokoladenhunger	Siehe: Bedürfnis nach …	
Schönheitsmittel: bei faltiger Haut	Silicea – Nr. 11	10–30
Schrunden Die Mischung sollte auch als Salbe oder Cremegel angewendet werden.	Calcium fluoratum – Nr. 1 Ferrum phosphoricum – Nr. 3	20–30 10
Schulkopfschmerz	Calcium phosphoricum – Nr. 2	10–30

Innere Anwendungen von A–Z

Betriebsstörung, Krankheiten	Mineralstoffe	Stück/ Tag
Schuppen: auf dem Kopf	Siehe: Kopfschuppen	
Schuppen: unregelmäßig verteilt, auf klebrigem Untergrund, gelb-bräunlich bis ocker	Kalium sulfuricum – Nr. 6	20–30
Schuppenflechte	Siehe: Psoriasis	
Schüttelfrost	Calcium phosphoricum – Nr. 2 Ferrum phosphoricum – Nr. 3 Kalium phosphoricum – Nr. 5 Natrium sulfuricum – Nr. 10	10 20 10 10
Schwäche: allgemein	Calcium phosphoricum – Nr. 2 Ferrum phosphoricum – Nr. 3 Kalium phosphoricum – Nr. 5 Natrium chloratum – Nr. 8 Calcium carbonicum – Nr. 22	10 7 10 7 5
Schwämmchen	Siehe: Soor	
Schwangerschaft: Auseinandersetzung mit der Schwangerschaft	Calcium fluoratum – Nr. 1 Ferrum phosphoricum – Nr. 3 Kalium phosphoricum – Nr. 5 Natrium chloratum – Nr. 8 Silicea – Nr. 11	10 20 10 10 10
Schwangerschaft: Substanzbildung des Kindes	Calcium fluoratum – Nr. 1 Calcium phosphoricum – Nr. 2 Ferrum phosphoricum – Nr. 3 Kalium chloratum – Nr. 4 Kalium phosphoricum – Nr. 5 Kalium sulfuricum – Nr. 6 Magnesium phosphoricum – Nr. 7 Natrium chloratum – Nr. 8 Natrium phosphoricum – Nr. 9 Natrium sulfuricum – Nr. 10 Silicea – Nr. 11 Calcium sulfuricum – Nr. 12 Kalium jodatum – Nr. 15 Calcium carbonicum – Nr. 22	7 20 10 10 10 7 10 10 10 10 7 7 5 5

Betriebsstörung, Krankheiten	Mineralstoffe	Stück/Tag
Schwangerschaft: Geburtsvorbereitung	Calcium fluoratum – Nr. 1	7
	Calcium phosphoricum – Nr. 2	10
	Ferrum phosphoricum – Nr. 3	10
	Kalium chloratum – Nr. 4	10
	Kalium phosphoricum – Nr. 5	20
	Kalium sulfuricum – Nr. 6	7
	Magnesium phosphoricum – Nr. 7	20 (häufig)
	Natrium chloratum – Nr. 8	10
	Natrium sulfuricum – Nr. 10	20
	Silicea – Nr. 11	7
	Calcium sulfuricum – Nr. 12	5
	Kalium jodatum – Nr. 15	5
	Calcium carbonicum – Nr. 22	5
Schwangerschaft: Wiederherstellung nach der Geburt	Siehe: Rekonvaleszenz	
Schwangerschaftserbrechen	Calcium phosphoricum – Nr. 2	7
	Kalium phosphoricum – Nr. 5	10–20
	Natrium chloratum – Nr. 8	10
	Natrium phosphoricum – Nr. 9	7
Schwangerschaftsstreifen	Siehe: Dehnungsstreifen	
Schweiß: fettig	Natrium phosphoricum – Nr. 9	20
Schweiß: mangelnder	Natrium chloratum – Nr. 8	20
Schweiß: Neigung zu starkem Schweißausbruch	Calcium phosphoricum – Nr. 2	20
	Kalium jodatum – Nr. 15	5–7
Schweiß: stinkend	Silicea – Nr. 11	10–30
Schwellungen: Beine, Hände, Finger	Natrium sulfuricum – Nr. 10	10–30
Schwellungen: Lymphknoten	Siehe: Lymphdrüsenschwellungen	
Schwellungen: weich, v.a. Drüsen	Kalium chloratum – Nr. 4	20

Innere Anwendungen von A–Z

Betriebsstörung, Krankheiten	Mineralstoffe	Stück/ Tag
Schwerhörigkeit: leichte	Kalium chloratum – Nr. 4	10–30
Schwermut, Niedergeschlagenheit	Siehe: depressive Verstimmung	
Schwielen. Die Mischung sollte auch als Gel oder Cremegel angewendet werden.	Calcium fluoratum – Nr. 1 Kalium phosphoricum – Nr. 5 Natrium chloratum – Nr. 8	10–20 10 10
Schwindel, Drehschwindel	Ferrum phosphoricum – Nr. 3 Kalium phosphoricum – Nr. 5 Magnesium phosphoricum – Nr. 7 Silicea – Nr. 11	10 10 „heiße 7" 7
Schwitzen: bei geringer Anstrengung	Calcium phosphoricum – Nr. 2 Calcium carbonicum – Nr. 22	10–20 10
Seekrankheit	Ferrum phosphoricum – Nr. 3 Kalium phosphoricum – Nr. 5 Magnesium phosphoricum – Nr. 7 Natrium phosphoricum – Nr. 9	7 7 10 10–20
Sehen: Augenschmerzen wegen Überlastung Die Mischung sollte auch als Gel oder Cremegel angewendet werden.	Calcium fluoratum – Nr. 1 Kalium phosphoricum – Nr. 5 Natrium chloratum – Nr. 8 Natrium phosphoricum – Nr. 9 Silicea – Nr. 11	7 10 10 20 7
Sehnen: Verkürzung, Verhärtung. Die Mischung sollte auch als Gel oder Cremegel angewendet werden.	Calcium fluoratum – Nr. 1 Kalium phosphoricum – Nr. 5 Natrium chloratum – Nr. 8	10 20 30
Sehnen: Verlängerung, Schlottergelenke Die Mischung sollte auch als Gel oder Cremegel angewendet werden.	Calcium fluoratum – Nr. 1 Kalium phosphoricum – Nr. 5 Natrium chloratum – Nr. 8 Silicea – Nr. 11	20 20 20 10

Innere Anwendungen von A–Z

Betriebsstörung, Krankheiten	Mineralstoffe	Stück/Tag
Sehnenscheidenentzündung Die Mischung sollte zuerst als Brei und dann als Gel oder Cremegel angewendet werden.	Calcium fluoratum – Nr. 1 Ferrum phosphoricum – Nr. 3 Kalium phosphoricum – Nr. 5 Natrium chloratum – Nr. 8 Natrium phosphoricum – Nr. 9 Silicea – Nr. 11	10 20 7 20 10 10
Sehnenzerrung Die Mischung sollte zuerst als Brei und dann als Cremegel angewendet werden.	Calcium fluoratum – Nr. 1 Ferrum phosphoricum – Nr. 3 Kalium phosphoricum – Nr. 5 Natrium chloratum – Nr. 8 Silicea – Nr. 11	10 30 20 30 10
Sehschwäche Begleitend zur ärztlichen Behandlung!	Calcium fluoratum – Nr. 1 Calcium phosphoricum – Nr. 2 Ferrum phosphoricum – Nr. 3 Natrium chloratum – Nr. 8 Silicea – Nr. 11	7 7 7 10 7
Seitenstechen	Magnesium phosphoricum – Nr. 7	„heiße 7"
Senkfüße	Calcium fluoratum – Nr. 1 Silicea – Nr. 11	10–20 10
Sklerose	Calcium fluoratum – Nr. 1 Natrium phosphoricum – Nr. 9 Silicea – Nr. 11	7 10–20 7
Sodbrennen	Natrium phosphoricum – Nr. 9	10–20
Sommergrippe	Ferrum phosphoricum – Nr. 3 Kalium chloratum – Nr. 4 Kalium phosphoricum – Nr. 5 Kalium sulfuricum – Nr. 6 Natrium chloratum – Nr. 8 Natrium sulfuricum – Nr. 10	10 10 10 10 10 20

Innere Anwendungen von A–Z

Beim Sonnenschutz muss auf den Sonnenschutzfaktor geachtet werden. Mit den Mineralstoffen nach Dr. Schüßler ist es möglich, die Eigenschutzzeit (Zeit, die sich jemand ungeschützt der Sonne aussetzen kann) wesentlich zu verlängern. Kinder bis zu drei Jahren können chemische Sonnenschutzfilter nicht abbauen. Deshalb ist es wichtig, Sonnenschutzpräparate mit reflektierenden, anorganischen Substanzen zu verwenden! Mehr zum Sonnenschutz in *Gesund durchs Jahr mit Schüßler-Salzen* und *Handbuch der Biochemie nach Dr. Schüßler*.

Betriebsstörung, Krankheiten	Mineralstoffe	Stück/Tag
Sonnenallergie	Kalium sulfuricum – Nr. 6 Natrium sulfuricum – Nr. 10 Calcium sulfuricum – Nr. 12	10 30 10–20
Sonnenbrand Die Mischung sollte auch als Gel oder Cremegel angewendet werden.	Calcium fluoratum – Nr. 1 Ferrum phosphoricum – Nr. 3 Kalium phosphoricum – Nr. 5 Kalium sulfuricum – Nr. 6 Natrium chloratum – Nr. 8 Silicea – Nr. 11 Calcium carbonicum – Nr. 22	7 20–30 10 20 20–30 7 7
Sonnenunverträglichkeit	Ferrum phosphoricum – Nr. 3	20–30
Soor, Schwämmchen Die Mischung sollte auch als Gel oder Cremegel angewendet werden.	Kalium chloratum – Nr. 4 Calcium sulfuricum – Nr. 12	10 10–20
Speichel: Fäden ziehend	Kalium chloratum – Nr. 4	20
Speichel: fehlender, trockener Mund	Natrium chloratum – Nr. 8	10–30
Speichelfluss: zu viel	Natrium chloratum – Nr. 8	10–20

Innere Anwendungen von A–Z

Betriebsstörung, Krankheiten	Mineralstoffe	Stück/Tag
Star	Siehe auch: Grauer Star	
Star: Grüner Star	Kalium chloratum – Nr. 4	10
	Kalium phosphoricum – Nr. 5	10
	Magnesium phosphoricum – Nr. 7	„heiße 7"
	Natrium chloratum – Nr. 8	20
	Natrium sulfuricum – Nr. 10	20–30
	Silicea – Nr. 11	10
Stärkung Bei besonderen Belastungen oder zur Verbesserung der Leistungsfähigkeit	Calcium fluoratum – Nr. 1	10
	Calcium phosphoricum – Nr. 2	10
	Ferrum phosphoricum – Nr. 3	20
	Kalium chloratum – Nr. 4	10
	Kalium phosphoricum – Nr. 5	20
	Magnesium phosphoricum – Nr. 7	„heiße 7"
	Natrium chloratum – Nr. 8	10
	Natrium phosphoricum – Nr. 9	10
	Silicea – Nr. 11	10
	Kalium jodatum – Nr. 15	7
	Calcium carbonicum – Nr. 22	7
Steinbildung: durch zu viel Säure	Natrium phosphoricum – Nr. 9	20–30
	Natrium bicarbonicum – Nr. 23	10–20
Stillen: Betonbrust	Natrium chloratum – Nr. 8	30–50
Stillen: problemfreies, zu wenig Milch	Kalium chloratum – Nr. 4	10–20
	Natrium chloratum – Nr. 8	10–30
Stillen: zu viel Milch	Natrium sulfuricum – Nr. 10	10–20
Stirnhöhlen: eitrig	Ferrum phosphoricum – Nr. 3	10–20
	Kalium sulfuricum – Nr. 6	10
	Natrium chloratum – Nr. 8	20–30
	Natrium sulfuricum – Nr. 10	20
	Calcium sulfuricum – Nr. 12	20
Stirnhöhlen: Entzündung	Ferrum phosphoricum – Nr. 3	10–20
Stockschnupfen	Kalium chloratum – Nr. 4	10
	Natrium chloratum – Nr. 8	20
	Calcium sulfuricum – Nr. 12	10–20

Innere Anwendungen von A–Z

Betriebsstörung, Krankheiten	Mineralstoffe	Stück/Tag
Stoffwechsel: träge	Natrium bicarbonicum – Nr. 23	5–7
Stress Die Mischung dient nur zur Unterstützung, bis die Überbelastung nachlässt, nicht zur Dauerversorgung!	Ferrum phosphoricum – Nr. 3 Kalium phosphoricum – Nr. 5 Silicea – Nr. 11 Kalium jodatum – Nr. 15 Calcium carbonicum – Nr. 22	10 20 10 7 7
Stuhlverstopfung	Siehe: Verstopfung	
Talgprobleme	Natrium phosphoricum – Nr. 9	20
Taubheitskribbeln	Calcium phosphoricum – Nr. 2	10–20
Temperament: Ruhelosigkeit	Arsenum jodatum – Nr. 24	7–10
Tennisarm Die Mischung sollte auch als Gel oder Cremegel angewendet werden.	Calcium fluoratum – Nr. 1 Calcium phosphoricum – Nr. 2 Ferrum phosphoricum – Nr. 3 Natrium chloratum – Nr. 8 Natrium phosphoricum – Nr. 9 Silicea – Nr. 11	7 10 20 10 10 7
Tränensäcke, geschwollene Augen: chronisch	Kalium sulfuricum – Nr. 6 Natrium sulfuricum – Nr. 10	10–20 20–30
Übelkeit: durch Anstrengung	Kalium phosphoricum – Nr. 5	20–30
Übelkeit: durch Aufregung	Kalium sulfuricum – Nr. 6 Kalium jodatum – Nr. 15	20 7–10
Übelkeit: durch zu viel Essen	Kalium sulfuricum – Nr. 6 Natrium sulfuricum – Nr. 10	20–30 10
Übelkeit: durch Hunger	Natrium phosphoricum – Nr. 9	20
Übelkeit: durch verdorbene Speisen Als Einlauf zur Darmreinigung!	Kalium chloratum – Nr. 4 Kalium sulfuricum – Nr. 6 Natrium phosphoricum – Nr. 9 Natrium sulfuricum – Nr. 10	10 10 10–20 10

Innere Anwendungen von A–Z

Betriebsstörung, Krankheiten	Mineralstoffe	Stück/Tag
Überanstrengungskopfschmerz	Calcium phosphoricum – Nr. 2 Magnesium phosphoricum – Nr. 7	20 „heiße 7"
Überbein Die Mischung sollte auch als Gel oder Cremegel angewendet werden.	Calcium fluoratum – Nr. 1 Silicea – Nr. 11	10 7
Übergewicht: Neigung zu	Kalium chloratum – Nr. 4 Natrium phosphoricum – Nr. 9 Natrium sulfuricum – Nr. 10 Calcium sulfuricum – Nr. 12	20 10–20 10–20 10
Übersäuerung: der Gewebe	Natrium phosphoricum – Nr. 9 Natrium bicarbonicum – Nr. 23	10–30 10
Übersäuerung: des Magens	Natrium phosphoricum – Nr. 9	10–30
Umknicken der Knöchel	Siehe: Sehnen	
Unterschenkelgeschwür (Ulcus cruris)	Kalium chloratum – Nr. 4 Natrium phosphoricum – Nr. 9 Natrium sulfuricum – Nr. 10 Silicea – Nr. 11 Calcium sulfuricum – Nr. 12 Natrium bicarbonicum – Nr. 23	7 7 20 7 10–20 7
Urticaria	Siehe: Nesselfieber	
Venenprobleme Die Mischung sollte auch als Cremegel angewendet werden.	Calcium fluoratum – Nr. 1 Kalium chloratum – Nr. 4 Natrium phosphoricum – Nr. 9 Silicea – Nr. 11	10 10 20 10
Verbrennungen Die Mischung sollte zuerst als Brei aufgelegt und dann als Gel oder Cremegel angewendet werden.	Ferrum phosphoricum – Nr. 3 Natrium chloratum – Nr. 8	10 20–30

Innere Anwendungen von A–Z

Betriebsstörung, Krankheiten	Mineralstoffe	Stück/Tag
Verdauungsstörungen	Siehe: Magenverstimmung	
Verdauungsschwäche: chronisch	Natrium chloratum – Nr. 8 Silicea – Nr. 11	10 7
Verdauungsschwäche: aus Nervosität	Magnesium phosphoricum – Nr. 7	„heiße 7"
Verdauungsschwäche: nach sauren Speisen	Natrium phosphoricum – Nr. 9	10–20
Verhärtung	Calcium fluoratum – Nr. 1 Kalium phosphoricum – Nr. 5 Natrium chloratum – Nr. 8	7 10–20 10
Verkühlung	Ferrum phosphoricum – Nr. 3 Kalium chloratum – Nr. 4 Natrium chloratum – Nr. 8	10–20 10 10
Verlangen nach ...	Siehe: Bedürfnis nach ...	
Verletzungen: erste Hilfe Brei auflegen und Tabletten einnehmen.	Ferrum phosphoricum – Nr. 3	20–30
Verletzungen, Verrenkungen Die Mischung sollte auch als Gel oder Cremegel angewendet werden.	Calcium fluoratum – Nr. 1 Calcium phosphoricum – Nr. 2 Ferrum phosphoricum – Nr. 3 Kalium phosphoricum – Nr. 5 Natrium chloratum – Nr. 8 Silicea – Nr. 11	10 20 20 10 10 10
Verschlackung	Natrium sulfuricum – Nr. 10	10–30
Verspannung: Nacken, Rücken, Lendenwirbelsäule Die Mischung sollte auch als Gel oder Cremegel angewendet werden.	Calcium fluoratum – Nr. 1 Calcium phosphoricum – Nr. 2 Ferrum phosphoricum – Nr. 3 Natrium chloratum – Nr. 8 Natrium phosphoricum – Nr. 9 Silicea – Nr. 11	7 10–20 20 10 20 7
Verstauchungen	Siehe: Verletzungen	

Innere Anwendungen von A–Z

Betriebsstörung, Krankheiten	Mineralstoffe	Stück/Tag
Verstopfung	Ferrum phosphoricum – Nr. 3 Kalium chloratum – Nr. 4 Magnesium phosphoricum – Nr. 7 Natrium chloratum – Nr. 8 Natrium phosphoricum – Nr. 9 Natrium sulfuricum – Nr. 10	10 7 "heiße 7" 20 10–20 10–20
Völlegefühl	Kalium sulfuricum – Nr. 6	10–20
Vorhautverengung	Siehe: Penis	
Wachstumsprobleme, verzögertes Wachstum	Calcium fluoratum – Nr. 1 Calcium phosphoricum – Nr. 2 Ferrum phosphoricum – Nr. 3 Kalium phosphoricum – Nr. 5 Natrium chloratum – Nr. 8 Silicea – Nr. 11 Calcium carbonicum – Nr. 22	7 10 7 10 10 7 7
Wachstumsschmerzen	Calcium phosphoricum – Nr. 2 Ferrum phosphoricum – Nr. 3 Kalium phosphoricum – Nr. 5 Calcium carbonicum – Nr. 22	10–20 10 10 7
Wadenkrampf	Siehe: Krämpfe	
Warzen Die Mischung sollte auch als Gel oder Cremegel angewendet werden.	Kalium chloratum – Nr. 4 Natrium sulfuricum – Nr. 10	10 20–30
Waschmittelallergie	Ferrum phosphoricum – Nr. 3 Kalium chloratum – Nr. 4 Kalium sulfuricum – Nr. 6 Natrium chloratum – Nr. 8 Natrium sulfuricum – Nr. 10	10 20 10 10 20–30
Wechseljahre: Beschwerden	Calcium phosphoricum – Nr. 2 Ferrum phosphoricum – Nr. 3 Magnesium phosphoricum – Nr. 7 Silicea – Nr. 11	10 10 "heiße 7" 7

Innere Anwendungen von A–Z

Betriebsstörung, Krankheiten	Mineralstoffe	Stück/Tag
Wehen	Magnesium phosphoricum – Nr. 7	„heiße 7"
Wetterempfindlichkeit	Calcium phosphoricum – Nr. 2	10–20
Widerstandskraft: Aufbau	Calcium fluoratum – Nr. 1 Calcium phosphoricum – Nr. 2 Ferrum phosphoricum – Nr. 3 Kalium chloratum – Nr. 4 Kalium phosphoricum – Nr. 5 Kalium sulfuricum – Nr. 6 Natrium chloratum – Nr. 8 Natrium sulfuricum – Nr. 10 Silicea – Nr. 11 Kalium jodatum – Nr. 15 Calcium carbonicum – Nr. 22	5 10 7 7 5 5 7 7 5 3 5
Windeldermatitis, wunder Popo Die Mischung sollte auch als Gel oder Cremegel angewendet werden.	Ferrum phosphoricum – Nr. 3 Natrium phosphoricum – Nr. 9	10 20
Windpocken, Schafblattern	Calcium phosphoricum – Nr. 2 Ferrum phosphoricum – Nr. 3 Kalium chloratum – Nr. 4 Kalium sulfuricum – Nr. 6	10 20 20 10
Wunden	Siehe: Verbrennungen, Verletzungen	
Wundliegen Die Mischung sollte auch als Gel oder Cremegel angewendet werden.	Calcium fluoratum – Nr. 1 Ferrum phosphoricum – Nr. 3 Kalium phosphoricum – Nr. 5 Natrium chloratum – Nr. 8 Silicea – Nr. 11	7 20 20 20 7
Wundsein: kleiner Kinder. Die Mischung sollte auch als Gel oder Cremegel angewendet werden.	Ferrum phosphoricum – Nr. 3 Natrium chloratum – Nr. 8 Natrium phosphoricum – Nr. 9	7 7 10
Würmer (Spulwürmer, Madenwürmer)	Natrium phosphoricum – Nr. 9	10–20

Innere Anwendungen von A–Z

Die **Zähne** sind von der Versorgung mit Mineralstoffen besonders abhängig. Allerdings müssen gerade bei den Zähnen beide Ebenen des Mineralstoffgeschehens – innerhalb und außerhalb der Zellen – berücksichtigt werden. Deshalb sind bei einer Unterversorgung nicht nur die Mineralstoffe nach Dr. Schüßler wichtig, sondern auch eine gute Begleitung im Makrobereich. Unter Umständen reicht eine vollwertige Ernährung nicht aus und ein Mineralstoffpräparat muss den Mangel ausgleichen.

Betriebsstörung, Krankheiten	Mineralstoffe	Stück/Tag
Zähne: lockere	Calcium fluoratum – Nr. 1	20–30
Zahnen der Kinder: Beschwerden	Calcium fluoratum – Nr. 1 Ferrum phosphoricum – Nr. 3 Kalium phosphoricum – Nr. 5 Natrium chloratum – Nr. 8	5 10 7 7
Zahnfleischbluten Mit den aufgelösten Mineralstoffen Mundspülungen durchführen.	Ferrum phosphoricum – Nr. 3 Kalium phosphoricum – Nr. 5	10 10–20
Zahnfleischgeschwulst	Ferrum phosphoricum – Nr. 3 Kalium chloratum – Nr. 4 Kalium phosphoricum – Nr. 5 Kalium sulfuricum – Nr. 6	10 7 7 10
Zahnfleischschwund	Kalium phosphoricum – Nr. 5	10–20
Zahnschmerzen	Ferrum phosphoricum – Nr. 3 Kalium phosphoricum – Nr. 5 Kalium sulfuricum – Nr. 6 Magnesium phosphoricum – Nr. 7 Natrium chloratum – Nr. 8	10–20 7 7 „heiße 7" 7
Zahnschmerzen: in der Schwangerschaft	Calcium fluoratum – Nr. 1 Calcium phosphoricum – Nr. 2 Ferrum phosphoricum – Nr. 3	10 20 20

Innere Anwendungen von A–Z

Betriebsstörung, Krankheiten	Mineralstoffe	Stück/Tag
Zahnspitzen: durchsichtig	Calcium fluoratum – Nr. 1 Calcium phosphoricum – Nr. 2	10 20
Zerrung Die Mischung sollte zuerst als Brei und dann als Gel oder Cremegel angewendet werden.	Calcium fluoratum – Nr. 1 Calcium phosphoricum – Nr. 2 Ferrum phosphoricum – Nr. 3 Kalium phosphoricum – Nr. 5 Natrium chloratum – Nr. 8 Silicea – Nr. 11	20 10 30–50 10–20 10–20 10–20
Zeitumstellung	Siehe: Jetlag	
Zerschlagenheitsgefühl in den Gelenken, Krankheitsgefühl	Natrium sulfuricum – Nr. 10	20–30
Ziegenpeter	Siehe: Mumps	
Zucken: der Lider, Mundwinkel	Silicea – Nr. 11	10–20
Zuckerkrankheit	Siehe: Diabetes	
Zunge: rissig, borkig	Calcium fluoratum – Nr. 1	10
Zunge: trocken	Natrium chloratum – Nr. 8	10–30
Zungenbelag: braungelblich	Kalium sulfuricum – Nr. 6	10–20
Zungenbelag: glasklare Bläschen	Natrium chloratum – Nr. 8	10
Zungenbelag: grüngelblich	Natrium sulfuricum – Nr. 10	10–20
Zungenbelag: weißlich	Kalium chloratum – Nr. 4	10–30
Zwischenblutungen	Siehe: Menstruation	

Anhang

Weitere Literatur der Autoren

Feichtinger, Thomas; Niedan, Susana: Antlitzanalyse in der Biochemie nach Dr. Schüßler. Der Bildatlas, 2. überarbeitete Auflage. Karl F. Haug Verlag, Stuttgart, 2002

Feichtinger, Thomas; Niedan, Susana: Gesund abnehmen mit Schüßler Salzen. Karl F. Haug Verlag, Stuttgart, 2002

Feichtinger, Thomas; Niedan, Susana: Gesund durchs Jahr mit Schüßler Salzen, 2. Auflage. Karl F. Haug Verlag, Stuttgart, 2002

Feichtinger, Thomas; Niedan, Susana; Mandl, Elisabeth: Handbuch der Biochemie, 3. Auflage. Karl F. Haug Verlag, Heidelberg, 2003

Feichtinger, Thomas; Niedan, Susana: Praxis der Biochemie nach Dr. Schüßler. Karl F. Haug Verlag, Stuttgart, 2002

Feichtinger, Thomas; Niedan, Susana: Schüßler Salze für Frauen, 2. Auflage. Karl F. Haug Verlag, Stuttgart, 2003

Feichtinger, Thomas; Niedan, Susana: Schüßler Salze für Ihr Kind, 2. Auflage. Karl F. Haug Verlag, Stuttgart, 2005

Feichtinger, Thomas; Niedan, Susana: Schüßler Salze für Körper und Seele. Karl F. Haug Verlag, Stuttgart, 2004

Feichtinger, Thomas; Niedan, Susana: Schüßler Beauty, Karl F. Haug Verlag, Stuttgart, 2004

Feichtinger, Thomas: Psychosomatik in der Biochemie nach Dr. Schüßler. Karl F. Haug Verlag, Stuttgart, 2003

Feichtinger, Thomas; Niedan-Feichtinger, Susana; Schulze-Kroening, Julia: Biochemie nach Dr. Schüßler bei Hauterkrankungen und Allergien. Karl F. Haug Verlag, Stuttgart, 2005

Anhang

Über die Autoren

Thomas Feichtinger wurde 1946 in Salzburg geboren und lebt in Zell am See. Er war Lehrer und wurde wegen einer schweren Krankheit, die 1983 erstmals auftrat, 1990 frühpensioniert. Nach jahrelanger Auseinandersetzung mit der Krankheit und ihrer Bewältigung, unter anderem mit Hilfe der Mineralstoffe nach Dr. Schüßler, kann Thomas Feichtinger heute wieder arbeiten. Neben Lehrgängen in der Mineralstofflehre nach Dr. Schüßler und der damit eng verknüpften Antlitzanalyse nach Kurt Hickethier absolvierte er eine Ausbildung in Gestalttherapie und ließ sich zum Lebensberater in Existenzanalyse und Logotherapie nach Viktor Frankl ausbilden. Heute arbeitet er in der Erwachsenenbildung und in der Einzelberatung, Vortragstätigkeit im In- und Ausland, Ausbildungslehrgänge in der Biochemie nach Dr. Schüßler und Antlitzanalyse. Er ist Vorsitzender der Gesellschaft für Biochemie nach Dr. Schüßler und Antlitzanalyse.

Thomas Feichtinger, Brucker Bundesstraße 25 A, A-5700 Zell am See, Tel. 0043/(0)6542/5504411, E-Mail: thomas.f@sbg.at

Susana Niedan wurde 1953 in Buenos Aires geboren. Sie absolvierte von 1971 bis 1976 das Studium der Pharmazie an der Universität Wien und ist jetzt Inhaberin der Adler-Apotheke und der Adler-Pharma in Zell am See. Da eines ihrer Kinder an Neurodermitis erkrankt war, begann sie, sich intensiv und mit Erfolg mit Naturheilkunde auseinander zu setzen. Sie arbeitet insbesondere mit Blütenessenzen nach Dr. Bach, Homöopathie, Naturheilweisen und vor allem hat sie der Heilweise nach Dr. Schüßler durch die Entwicklung von speziellen Cremegelen, Gelen und Salben, in denen diese Mineralstoffe angewendet werden, ein neues modernes Ansehen verliehen. Ihr Ziel ist es, die Heilweise im medizinischen Bereich als eigenständige Heilweise zu etablieren und im Apothekenbereich in Beratung und Verkauf zu verankern.

Über die Autoren

Mag. pharm. Susana Niedan-Feichtinger,
Brucker Bundesstraße 25A,
A-5700 Zell am See
Tel. 0043/(0)6542/55044
E-Mail: susana.nf@adler-pharma.at

Adler-Pharma®
Die Adler Pharma ist ein Arzneimittelgroßhandel und spezialisiert auf die Biochemie nach Dr. Schüßler und die Produktion von Mineralstoff-Salben, -Gelen und -Cremegelen sowie von Mineralstoff-Körperpflegeprodukten. Eine umfangreiche Informationsplattform zur Biochemie nach Dr. Schüßler bietet Ihnen die Homepage der Adler Pharma:
www.schuessler-mineralstoffe.at
E-mail:adler-pharma@schuessler-mineralstoffe.at
Telefon: 0043/(0)6542/550 44
Fax: 0043/(0)6542/550 444

Vorträge, Seminare, Ausbildung, Auskünfte bei:
Gesellschaft für Biochemie nach Dr. Schüßler und Antlitzanalyse (GBA), Brucker Bundesstraße 31, A-5700 Zell am See
Tel. 0043/664/2563295
E-Mail: gba@sbg.at

Basenfasten

Bis zu **4** Kilo in der Woche verlieren?

Möglich wird es durch die Umstellung auf basische Kost!

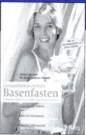

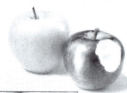

Das Basisbuch: So stoppen Sie wirksam typische Übersäuerungskrankheiten

144 Seiten, 10 Abbildungen
€ 14,95 [D] / CHF 26,20
ISBN 3-8304-2075-7

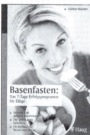

Ideal für Berufstätige – schmackhafte Rezepte und viele Tipps zum Verwöhnen

136 Seiten
€ 12,95 [D] / CHF 22,70
ISBN 3-8304-2170-2

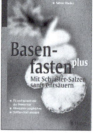

Fit und gesund durch einen ausgeglichenen Mineralstoffhaushalt – mit leckeren Rezepten

136 Seiten
€ 14,95 [D] / CHF 26,20
ISBN 3-8304-2177-X

MVS Medizinverlage Stuttgart
Postfach 30 05 04 • 70445 Stuttgart
www.haug-gesundheit.de

Haug
natürlich gesund
natürlich Haug

Natürlich sanfte Heilkraft für Ihr Kind

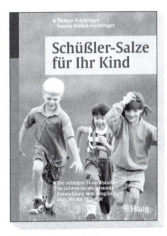

- Sichern Sie die gesunde Entwicklung Ihres Kindes
- Beugen Sie Mangelerscheinungen vor – unterstützen Sie Ihr Kind sanft durch die richtigen Mineralstoffe
- Ohne Risiken und Nebenwirkungen: Die Schüßler-Salze eignen sich problemlos für den Hausgebrauch

128 Seiten, 10 Fotos
€ 14,95 [D] / CHF 26,20
ISBN 3-8304-2195-8

Haug in
MVS Medizinverlage Stuttgart
Postfach 30 05 04
70445 Stuttgart
www.haug-gesundheit.de

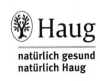

Haug Einkaufsführer

- Checklisten, Tabellen, Einkaufslisten
- Kurz, knapp und fundiert

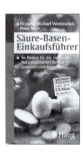 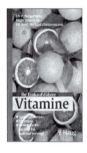 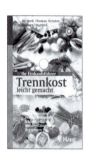

Wertvolle Basis-Infos für das gesunde Säure-Basen-Gleichgewicht

112 Seiten
€ 6,95 [D] /
CHF 12,20
ISBN 3-8304-2053-6

Wertvolle Infos für alle, die Ihren Bedarf an Vitaminen optimal decken wollen

108 Seiten
€ 7,95 [D] /
CHF 13,90
ISBN 3-8304-2086-2

Mit umfangreicher Trenntabelle und Rezeptteil

128 Seiten
€ 7,95 [D] /
CHF 13,90
ISBN 3-8304-2103-6

Haug in
MVS Medizinverlage Stuttgart
Postfach 30 05 04
70445 Stuttgart
www.haug-gesundheit.de

natürlich gesund
natürlich Haug

Haug Einkaufsführer

- Checklisten, Tabellen, Einkaufslisten
- Kurz, knapp und fundiert

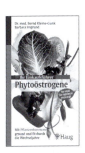 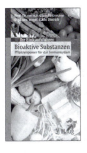 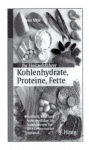

Auf einen Blick: Alle Lebensmittel, die Phytoöstrogene enthalten

Erhalten Sie Ihre Gesundheit und kaufen Sie „bioaktive Substanzen" ein

Wer seine Lebensmittel optimal kombinieren will, braucht diese Infos!

108 Seiten
€ 7,95 [D] /
CHF 13,90
ISBN 3-8304-2089-7

108 Seiten
€ 7,95 [D] /
CHF 13,90
ISBN 3-8304-2104-4

128 Seiten
€ 7,95 [D] /
CHF 13,90
ISBN 3-8304-2090-0

Haug in
MVS Medizinverlage Stuttgart
Postfach 30 05 04
70445 Stuttgart
www.haug-gesundheit.de

Einfach schön sein:

Das erste Schönheitsheitspflegebuch mit Schüßler-Salzen

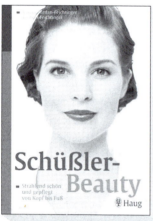

- Ohne Einsatz von Chemie: Spezielle Salzmischungen garantieren schöne Haut und gutes Aussehen

- Mit vielen leicht anwendbaren Pflege-Tipps

- Das Rundumpaket für jede Frau: mit vielen Relax-Anwendungen zum Wohlfühlen

128 Seiten
€ 12,95 [D] / CHF 22,70
ISBN 3-8304-2169-9

Haug in
MVS Medizinverlage Stuttgart
Postfach 30 05 04
70445 Stuttgart
www.haug-gesundheit.de